这样做 孩子 不感冒 不发烧

李爱科 ———— 主编
北京市健宫医院儿科主任
北京东城中医医院儿科主任、副主任医师

U0241380

中国纺织出版社

图书在版编目（CIP）数据

这样做 孩子不感冒 不发烧/李爱科主编 . --北京：
中国纺织出版社，2019.10
ISBN 978-7-5180-6029-0

Ⅰ.①这… Ⅱ.①李… Ⅲ.①小儿疾病－感冒－防治
Ⅳ.① R725.1

中国版本图书馆 CIP 数据核字（2019）第 051899 号

主　编　李爱科
编委会　李爱科　石艳芳　张　伟　石　沛　赵永利　姚　莹
　　　　王艳清　杨　丹　余　梅　李　迪　熊　珊

责任编辑：樊雅莉　　责任校对：江思飞　　责任印制：王艳丽

中国纺织出版社出版发行
地址：北京市朝阳区百子湾东里 A407 号楼　邮政编码：100124
销售电话：010 － 67004422　传真：010 － 87155801
http://www.c-textilep.com
E-mail:faxing@c-textilep.com
中国纺织出版社天猫旗舰店
官方微博 http://weibo.com/2119887771
天津千鹤文化传播有限公司印刷　各地新华书店经销
2019 年 10 月第 1 版第 1 次印刷
开本：710×1000　1/16　印张：12
字数：178 千字　定价：55.00 元

凡购本书，如有缺页、倒页、脱页，由本社图书营销中心调换

前言

很多妈妈都有这样的困扰：孩子感冒怎么老不好？感冒喂不进去药该怎么办？感冒什么时候应该在家护理，什么时候应送医院？反复发热怎么办？什么是有效的物理降温法？有过高热惊厥史，下次发热怎么护理……

我是北京市健宫医院担任儿科主任的李爱科医生，数十年为无数患儿诊治，特别能理解和体谅孩子生病时爸爸妈妈的心态，每天都解答关于孩子感冒、发热的各种各样的问题。于是，我慢慢累积自己多年儿科诊疗经验，将感冒、发热过程中需要注意的，门诊中没空跟爸妈仔细叮嘱的内容记录下来，完成了《这样做，孩子不感冒、不发烧》一书。

本书将孩子感冒、发烧各个阶段的病因和症状讲得通俗、清晰，让一点医学知识都没有的家长也能看明白；针对常见的幼儿急疹、手足口病、急性鼻窦炎、秋季腹泻等疾病，也给出了科学的喂养和护理要点；介绍的食疗方和推拿方都是直接有效的，只要家长认真按书里介绍的辨证使用即可。

翻开本书，且看且安心。看完本书，在孩子感冒、发烧的问题上，妈妈可以变身为"妈妈医生"了，特别适合有孩子的家庭作为日常参考。

李爱科

2019 年 5 月 6 日

普及中医知识，养育健康儿童

　　儿童的健康成长不仅是父母的愿望，也是全社会的责任。近年来我国儿童保健事业取得了长足发展，儿童的身心健康日益受到国家层面的高度重视，也引起了广大医务人员的关注。尤其是0~6岁儿童消化系统、呼吸系统的疾病发病率很高，不但宝宝痛苦乃至全家人都焦虑万分，奔波于各大医院的急诊室、输液室……许多宝宝频繁生病，家长们迫切希望有指导科学育儿的书籍，传播育儿新理念，指导新手妈妈及时发现宝宝身体不适的信号，教会妈妈中医治疗疾病的小妙招，能够早期发现孩子的不适，自己动手解除宝宝的疾苦。不打针、不输液也能使宝宝及时康复是家长们的共同心愿！

　　由北京市健宫医院儿科李爱科主任编写的《这样做　孩子不感冒　不发烧》一书令人耳目一新。李爱科主任有丰富的临床经验，擅长治疗多种儿科疾病，收到很好的疗效。他结合自己多年的临床工作，收集整理家长们关注的问题，针对小儿的生理病理特点，深入浅出地分析小儿易患呼吸系统、消化系统疾病的内外因素，并对小儿患病的早期症状与体征进行详细的解读，使家长能全面了解疾病可能发生的变化，各个不同时期应该采取的正确应对措施，做到心中有数；更为难能可贵的是李主任将自己多年用之有效的治疗方法和操作手法奉献给大家。

　　全书紧密联系实际，内容丰富，语言通俗易懂，图文并茂，理论深入浅出，实际操作性强。我有幸先睹为快，收益良多，实为难得的育儿科普书，特推荐给各位新手爸妈，便于各位年轻的父母为了孩子的健康成长，学习中医理论提升育儿新理念，使宝宝不生病、少生病，为宝宝的健康成长保驾护航！

刘弼臣教授学术继承人

全国名老中医药专家学术经验指导老师　王素梅

北京中医药大学东方医院儿科原主任

2019年5月于北京

目录

CONTENTS

第1章 让孩子不感冒、不发烧的智慧

第2章 孩子感冒，分情况应对效果好

第3章 不同类型的感冒如何应对

第4章 孩子发热，什么方法效果好

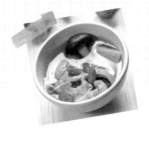
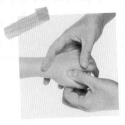

 第5章

与孩子发热相关的常见疾病

第6章

常见的食物，
是孩子感冒发烧期间的最佳补给

第7章 睡前捏一捏，感冒发烧去无踪

第8章 适当运动提升免疫力，孩子不感冒、不发烧

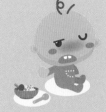

孩子感冒发烧时，这么护理更有效

注意区分普通感冒和流行性感冒

普通感冒		流行性感冒
5~7 天 发热持续 1~2 天	病程	**5~10 天** 发热持续 3~5 天
并发症较少	并发症风险	可合并中耳炎、肺炎、心肌炎等，甚至是脑炎、肾炎
症状轻	症状	症状重
不发热或低热，精神状况大多还不错，伴有咳嗽、流鼻涕、咽痛		发热 39~40℃甚至超过 40℃，发热快，高热不退，精神萎靡，全身乏力、酸痛，有头痛、咳嗽、流鼻涕、咽痛等不适，有时伴有腹泻、呕吐
否	是否用抗生素	否
否	是否用抗病毒药	儿童推荐用奥司他韦颗粒，1岁以下遵医嘱
勤洗手，勤通风，增强体质	如何预防	打流感疫苗，增强体质，勤洗手，勤通风

了解体温多少算正常，体温多少算发烧

体温多少才是发烧

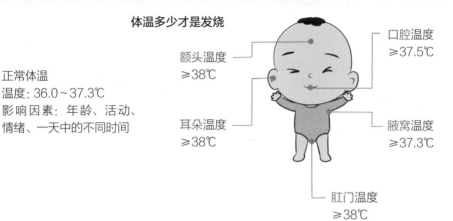

正常体温
温度：36.0～37.3℃
影响因素：年龄、活动、情绪、一天中的不同时间

额头温度
≥38℃

口腔温度
≥37.5℃

耳朵温度
≥38℃

腋窝温度
≥37.3℃

肛门温度
≥38℃

发热时什么情况不用担心

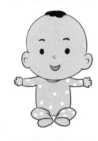

一般情况良好
吃、喝、睡、玩都比较正常
同时发烧少于5天

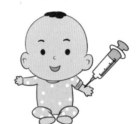

接种疫苗之后的发热：
低烧（腋温：37.3～38℃）
同时发热不超过24小时

发热时可以做的事和不能做的事

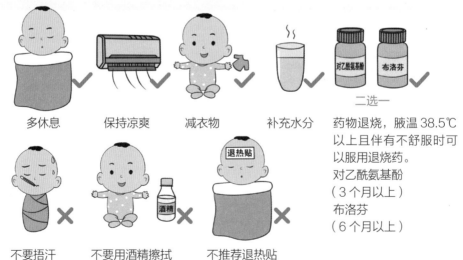

多休息　　保持凉爽　　减衣物　　补充水分

二选一

药物退烧，腋温38.5℃以上且伴有不舒服时可以服用退烧药。
对乙酰氨基酚
（3个月以上）
布洛芬
（6个月以上）

不要捂汗　　不要用酒精擦拭　　不推荐退热贴

孩子咳嗽在家这样做

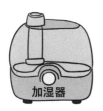

室内通风、湿润

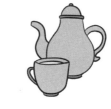

多喝水

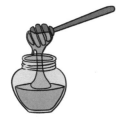

1 岁以上的孩子可喝点蜂蜜，
1 次 2.5～5 毫升

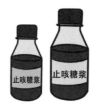

6 岁以上的孩子喝点
止咳糖浆

孩子咽痛在家这样做

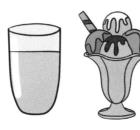

饮食饮水凉一点，1 岁以上可以试试
冰激凌或冰棒等冷饮或冷冻甜品

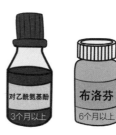

咽痛较重时可用止咳药

5 岁以上可尝试口味清凉的硬糖

孩子鼻塞、流鼻涕在家这样做

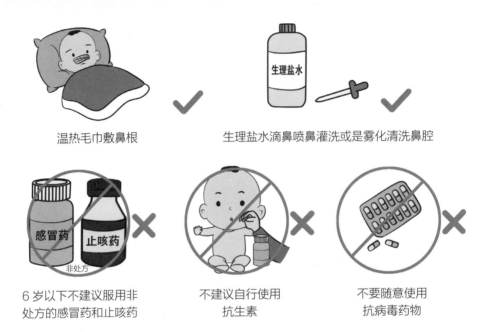

温热毛巾敷鼻根　✓

生理盐水　✓

生理盐水滴鼻喷鼻灌洗或是雾化清洗鼻腔

感冒药　止咳药　非处方　✗

6 岁以下不建议服用非处方的感冒药和止咳药

✗

不建议自行使用抗生素

✗

不要随意使用抗病毒药物

需要去看医生的情形

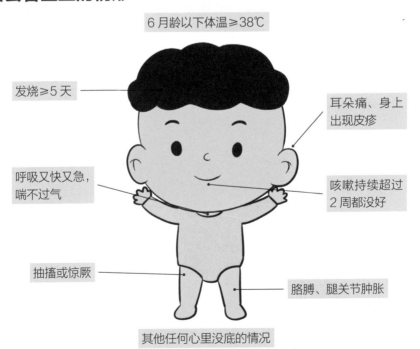

6 月龄以下体温≥38℃

发烧≥5 天

耳朵痛、身上出现皮疹

呼吸又快又急，喘不过气

咳嗽持续超过2 周都没好

抽搐或惊厥

胳膊、腿关节肿胀

其他任何心里没底的情况

第 *1* 章

让孩子不感冒、不发烧的智慧

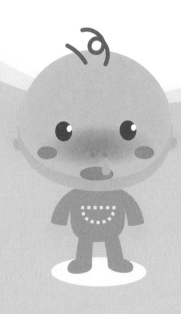

只有知道孩子的生理、病理特点才能养好孩子

在日常生活中，孩子发烧是在所难免的，如果我们能了解孩子的生理、病理特点，那么我们就能更好地照顾孩子，尽量减少孩子发烧。下面，我们来了解一下孩子的生理、病理特点。

孩子的生理、病理特点

生理特点一：脏腑娇嫩、形气未充

所谓"脏腑娇嫩"，就是孩子出生之后，身体的脏腑尚未发育完全，就像小禾苗一样，刚刚长出了头，非常的"娇嫩"，遇到什么风吹草动，就容易损伤脏腑。

所谓"形气未充"，就是孩子的形体与脏腑功能并不像大人那么充实强壮，如果遇到天气突然变化或者吃得太多，我们大人是可以很好地调节适应，但孩子就不一定了，一不注意，就容易生病。

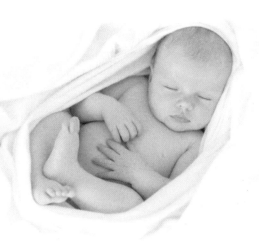

新生儿刚刚降临时，身体脏腑发育未完全，对外界的适应能力差，应该特别呵护。

例 1

家长总是担心孩子会冷，就以大人的标准给孩子穿衣服，这样往往会导致孩子穿太多而出很多的汗，此时稍不注意就会感受风寒、风热等邪气，肺就容易受到损伤，孩子的表现有发烧、流鼻涕、鼻塞、咳嗽、咽肿等症状。

例 2

有些家长认为，孩子吃得多就会长高个，平时不注意孩子的饭量，使劲让孩子吃，往往会导致孩子积食，这是因为脾胃受到了损伤，孩子的表现有胀肚、不爱吃饭、反酸水、口腔异味、打嗝有腐臭味等症状。所以，古人说"若要小儿安，三分饥与寒"。

清代著名的中医学典籍《医宗金鉴·幼科心法要诀》中，记载了孩子的五脏特点为"三不足，两有余"，即"肺脾肾不足，心肝有余"。此外，书中还有一首《小儿五脏歌》对孩子的脏腑特点进行了描述：

五脏之中肝有余，脾常不足肾常虚，

心火为热同肝论，娇肺遭伤不易愈。

为了更好地了解孩子的五脏特点，下面我们对这首小诗进行详细解释。

五脏之中肝有余

孩子犹如刚刚长出头的禾苗，生长迅速，这是因为人体五脏之中，肝脏属木，就像禾苗一样，肝主升发。经过十月怀胎，孩子来到这个世界，就好像谷种蓄积了一整个冬天的能量变成禾苗，又借助春天大自然欣欣向荣、旺盛的生命力而快速成长。这种旺盛的生长之气，就归功于肝。当然，如果孩子生长力过于旺盛而人体又无法抑制，这也是肝的责任。所以如果孩子容易生病，也可能是"五脏之中肝有余"所致。

脾常不足

作为孩子，脾胃运化功能还不健全，而平时吃东西也容易无节制，如果此时父母没有控制好孩子的饮食，很容易导致孩子积食，而积食恰好是诱发孩子感冒，或加重孩子感冒，或使孩子感冒反反复复发作的重要因素。俗话说的"若要小儿安，三分饥与寒"是有一定道理的，对于孩子来说，适当控制饮食，也是远离疾病的良方。

肾常虚和心火为热同肝论

中医认为，五行（金、木、水、火、土）、阴阳与五脏是相对的，肾属水、属阴，而心属火，属阳。孩子出生之后，肾精（阴）虽然充足，但因孩子生长（阳）迅速，就会形成"阳有余而阴不足"的状态。肾虚之证在小儿常见有五迟、五软、先天性智力发育不完善，以及遗尿等症。调理当以滋阴补肾。不少家长发现，自己的孩子常常睡不好，表现为入睡难、盗汗、发梦受惊等，这很有可能是心火肝热引起的，因为小儿为纯阳之体，五行中心为火脏，肝为木脏，易生火。调理宜少吃上火食物，多吃清肝火果蔬，多补水分，保证充足睡眠。

娇肺遭伤不易愈

在《小儿五脏歌》中，"娇肺遭伤不易愈"这句是涉及孩子发烧最重要的一句话。中医认为，"肺为娇脏"。所谓娇就是娇嫩、容易受伤的意思。孩子的脏腑本来就十分娇嫩，而在本就娇嫩的脏腑中最为娇嫩的就是肺，当风寒、风热等邪气侵袭身体时，肺最先受到伤害，肺不好，自然感冒就难以痊愈。

生理特点二：生机蓬勃、发育迅速

初春时节，小禾苗、小草刚刚长出来时，生长的速度是非常惊人的，今天刚发芽，明天就可能长出两片嫩叶了。其实，孩子的生长速度也是这样惊人的。

在唐代儿科专著《颅囟经》中，提到孩子是"纯阳"之体，生机蓬勃、发育迅速，犹如"旭日之初升，草木之方萌"。为了让大家更好理解，下面给大家详细讲解一下。

孩子生长发育的过程，就和初升的旭日、方萌的小草一样，"生机蓬勃、发育迅速"。

什么是旭日之初升？

大家都见过日出，不管是山上的，还是草原的或者海边的，日出是非常快的。几分钟前，太阳才露出一点点，但没过一会儿，它就升起来了，这就是旭日之初升。

什么是草木之方萌？

萌就是春天小草刚长出的状态。小草刚长出时，今天才冒个小尖，明天就可能多出了一片叶子，再过几天，就会长出好几片叶子，也是"欣欣向荣"的状态。

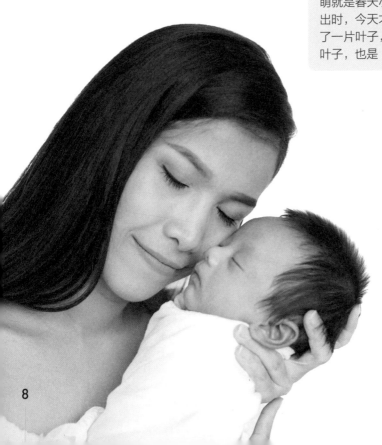

病理特点一：发病容易、传变迅速

"脏腑娇嫩、形气未充"是孩子的生理特点，所以，孩子一旦生病，很容易出现"发病容易、传变（传变在中医学中是指病邪或病变的转移、演变，最早见于《黄帝内经》）迅速"的病理特点。

在《温病条辨·解儿难》中提到，小儿"邪气之来也，势如奔马；其传变也，急如掣电"，意思就是孩子受邪气而发病，就像马奔跑起来那么快；而转变的速度，犹如闪电一样快。总之，孩子受邪气之病后很容易会发生转变。这是因为孩子对外邪的抵抗能力较差，加上自身对外界寒暖不能及时调节，饮食不能自己控制。因此，在外容易受邪气侵袭，在内容易被饮食所伤。所以，孩子在疾病发生的过程中，很容易发生传变变化。

> **例如**
>
> 孩子上午是发烧、咳嗽、痰白的风寒感冒，下午就可能变成咳嗽加重、痰黄量多的风热感冒了。2小时前，孩子不发烧、不出汗，精神状态良好，但可能现在就高烧、大汗淋漓，精神萎靡。这些就是孩子"发病容易、传变迅速"的重要表现，也是由孩子脏腑娇嫩、形气未充的生理特点所决定的。

病理特点二：脏气清灵、易趋康复

上面提到孩子有"发病容易、传变迅速"的病理特点，但家长也不必太担心，因为孩子还有"脏气清灵、易趋康复"的特点。

我们成年人经过社会和自然环境的多年侵染，身体里多多少少会有痰湿、湿热、血瘀等"垃圾、毒素"，甚至内心也会有不干净的想法，这些都会影响身体脏气的清灵通达，自然就会导致病后痊愈过程缓慢。

而孩子就不一样了，他们并未受到社会和自然环境的诸多污染，从内而外，都是纯净的，元气本身就充足，脏气非常清灵，所以生病后，身体可以很好地调动正气来祛除邪气，从而辅助康复。这就是为什么孩子生病后，药味（也就是尽量选择药味不太浓重的药，这样孩子容易接受）和药量（也就是某味药本应用5克，但孩子选择2克即可）都较轻，却很容易起效的原因。

养好孩子这样做

我们在前文说过，给孩子吃得太多，容易形成食积，而食积是引起孩子发烧的重要原因之一。

需要特别注意：别给孩子吃太多的水果，尤其是凉性（凉性指水果本身具有的性质，并不单指放在冰箱里的）的水果。因为孩子"脏腑娇嫩、形气未充"，犹如初升的太阳，阳气本身就比较弱，此时，再多吃凉性的水果很容易损伤阳气。一旦孩子阳气受损，邪气就容易乘虚而入，进而导致发烧、咳嗽等疾病的发生。

凉性水果是指性寒的水果，如香蕉、柿子、桑葚、火龙果、柚子等，孩子要尽量少吃。如果孩子想吃水果，可以吃些热性水果，如樱桃、龙眼、荔枝、杏等，也可以吃些中性水果，如苹果、桃、葡萄、乌梅等。

需要注意的是：南方的水果，如香蕉、火龙果等不建议放置冰箱。举个例子：香蕉是南方水果，刚摘下来时是不成熟的，在运输、存放中慢慢成熟，如果直接放进冰箱存放，就破坏了香蕉的成熟过程，即使放黄也是不成熟的，更不建议给孩子食用。

如果水果保存在冰箱里，不建议立马给孩子食用。

首先，冰箱里并不干净，容易滋生细菌，所以应该再次清洗水果。其次，冰箱里温度较低，拿出来直接给孩子服用，很容易伤害孩子脾胃，导致孩子拉肚子等，所以水果拿出来要放置恒温再给孩子食用。

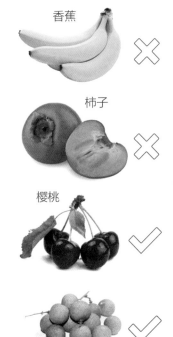

香蕉 ✕

柿子 ✕

樱桃 ✓

龙眼 ✓

葡萄 ✓

孩子适当吃水果可以补充身体所需的维生素，但也要适量，否则会损伤阳气，影响孩子的健康。

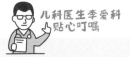

儿科医生李爱科
贴心叮嘱

保护好孩子的阳气

阳气是太阳升起来照耀世间万物的温暖之气。自然界万物要生长就要吸收春天温暖的阳气，孩子也一样。当天气晴朗的时候，家长可以带着孩子外出散散步、晒晒太阳，既可以增强免疫力，还可以保护好孩子的阳气。

别给孩子穿太多

"若要小儿安,三分饥与寒"是有一定道理的。

孩子"生气蓬勃、发育迅速",这归根于孩子阳气充足,但阳气过剩也不好。比如家长给孩子穿很多衣服,会让孩子本就旺盛的阳气越积越多,轻者容易捂出痱子,重者可导致上火、感冒等疾病。所以,家长尽量不要给孩子穿太多的衣服,具体穿衣原则后面有介绍,详见本书15~17页。

孩子想睡就睡

对于孩子来说,除了吃、穿外,睡觉是最重要的事情了。

我们主张让孩子想睡就睡。一般情况下,晚上九点钟左右就要让孩子上床,虽然第二天可能会早醒,但睡够就行。因为保证充足的睡眠,有助于孩子生长发育。因为生长激素在晚上10点到凌晨3点分泌最旺盛。

生活中,有些孩子总是不长个,多因睡眠不足。所以家长应为孩子创造良好的睡眠环境。

1.父母要按时休息,给孩子做榜样。

2.孩子的卧室不要放电脑、电视,以防孩子熬夜看电视、玩游戏。尤其睡前不要给孩子看刺激、恐怖的节目。

3.睡前不要给孩子吃太多的东西,也不要做剧烈的运动,更不要睡前训斥孩子,尽量让孩子在睡前保持平静的心情,这样有助于入睡。

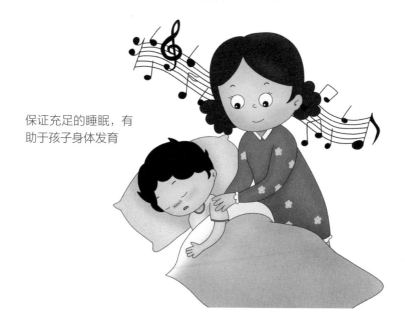

保证充足的睡眠,有助于孩子身体发育

养好孩子的脾与肺，孩子少感冒、少发烧

中医儿科创始人钱乙认为，养好孩子的身体，一般要调理心、肝、脾、肺、肾，只有五脏顺畅了，孩子的抵抗力才能提高，生长才能顺利。而在五脏中，肺和脾的保养尤为重要，因为它们是孩子身体各种问题的根源，养好孩子的肺和脾，孩子才能少生病，尤其是少感冒少发烧。我个人认为感冒发热是万病之源。

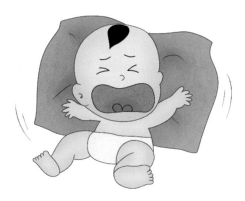

孩子第一声清脆的啼哭，不仅代表孩子的肺开始正常工作，而且也表示孩子身体健康。

例如

当孩子来到这个世界的时候，助产士做的第一件事就是拍几下孩子的屁股，让他"哇哇"大哭出来，这其实是让孩子的肺开始工作。中医认为，脾主运化，可以将吃进去的食物消化吸收，进而转化为营养，满足身体发育所需，而孩子出生后就离不开进食，否则无法维持生命。足见孩子肺和脾的重要性。

如何保护孩子的肺

中医讲"温邪上受，首先犯肺"，意思就是外感温热病邪是由口鼻进入的，当然最先受伤害的就是肺。所以保护好肺变得非常重要。

多吃滋阴润肺的食物

家长可以根据孩子的具体情况给孩子吃些梨、藕、白萝卜、莲子、荸荠、山药、银耳、百合、蜂蜜等滋阴润肺的食物，如梨汁、藕汁、百合银耳莲子羹、蜂蜜萝卜汤（1岁以上孩子）、胡萝卜炒西芹百合等。

适当加减衣服

孩子的衣服要符合柔软、舒适、冷暖合宜的特点。气候变化时，孩子的衣服要勤穿勤脱，家长可以通过摸摸孩子的手心和后背，如果是暖和的，身上也不出汗，则说明衣服穿得合适。如果孩子爱出汗，应及时用毛巾擦干，以免着凉感冒。

避免孩子接触病原

不要让孩子与呼吸道感染的孩子一起玩耍。如果家里有人感冒了，应减少与孩子的接触。此外，父母在外面接触病菌机会较多，由于大人免疫力强，一般不会患病，但孩子就不一样了，所以，父母回家后应先清洗脸部、手等，再与孩子接触。

保持居室空气新鲜

孩子的居室要保持空气新鲜，经常开窗通风。室内湿度控制在 45%~55% 为宜。

雾霾天外出注意事项

1 年纪小的孩子不会用语言表达自己的不舒服，戴口罩可能导致窒息，所以外出不建议戴口罩，可由家长抱着。而 3 岁以上的孩子可选择戴纱布、棉布口罩，这类口罩对灰尘过滤性比较好，也比较舒适透气。需要提醒家长：N95、N90 防霾口罩密封性太好，容易导致呼吸不畅，所以，不适合小孩子。

2 雾霾天孩子尽量少外出。上学的孩子回家后应做洗手、洗脸、洗鼻等自我清洁。

3 远离堵车地段。因为上下班高峰期车辆容易拥堵，污染物浓度最高，很容易伤害孩子的肺，所以叮嘱孩子远离堵车地段。

4 少开窗通风。雾霾天尽量不要开窗通风，以免污染物进入室内。

5 多喝水。雾霾天孩子应多喝水，保持呼吸道黏膜的湿润。

儿科医生李爱科
贴心叮嘱

儿童口罩这样选择

孩子的心肺功能尚在发育中，买口罩时应注意查看呼吸阻抗的数值，选择数值低的，防止孩子因呼吸不畅而导致血氧浓度不足而引发危险。此外，孩子戴的口罩要符合孩子脸型的空间结构，使口罩与孩子面部足够贴合，从而达到防护效果。

1.用空调给孩子降温时，夏季不应低于25℃，一般比室外温度低3~5℃为宜；冬季室内温度以19~24℃为宜。

2.带孩子外出，出门前可关掉空调，让孩子对高温有个适应过程。同理，从室外回家，也要等一会儿再开空调。不要让孩子对着空调出风口，同时孩子的餐椅、爬行垫、婴儿床等物品也不要对着吹风口。

如何保护孩子的脾

远离冷饮

天气炎热的时候，很多大人喜欢吃冰镇食品、喝冷饮等，当然，也会给孩子喝一些冷饮，殊不知，这些冷饮被孩子喝下去后，会损伤孩子的脾阳，导致体内湿气严重，影响孩子的健康发育，也容易感冒、发烧，所以要让孩子远离冷饮，尽量喝常温的饮料。

试试食疗方

现在孩子的脾胃很容易出现问题，如喂养不当等都会导致脾胃失调，进而正气不足，自然就为感冒提供了便利条件。而孩子感冒后，身体经过与寒邪的对抗，能量消耗过多，也会导致脾胃之气不足，再遇上环境温度的巨变，身体免疫力下降，自然容易反复感冒。所以，好好调理孩子的脾胃，可以预防感冒。

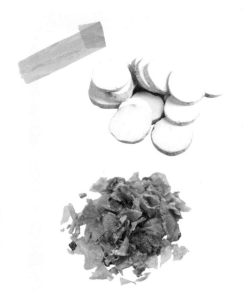

怀山药鸡内金水

材料：怀山药15克，炒鸡内金3克。

做法：怀山药、炒鸡内金放入锅中，加入适量水，大火煮开即可。每天喝10毫升，服用多久依孩子的具体情况决定。

温馨提醒：山药性平味甘，归脾、肺、肾经，具有补脾养胃、生津益肺的功效；炒鸡内金性平味甘，归脾、胃、膀胱经，具有健胃消食的功效，两者搭配食用对调理孩子脾胃有好处。

善于抓住孩子最易被忽略的感冒、发烧初期小征兆

征兆一：打喷嚏

孩子将要发烧，打喷嚏是最早出现的预警信号。

孩子为什么会打喷嚏？打喷嚏是好事还是坏事呢？

中医认为，打喷嚏是身体遭遇外邪后，迅速启动的一种自我保护反应，也就是身体感受到有邪气入侵，正气便会本能地振奋起来，集中力量去清退邪气，就像有坏人来招惹我们，我们便会大声喝退他一样。可见，打喷嚏不一定是坏事，它说明人体正气在遭遇邪气时，能够及时调动起来。

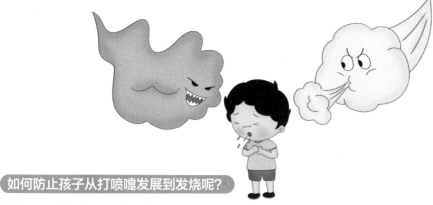

如何防止孩子从打喷嚏发展到发烧呢？

答案：勤换衣服、隔离风寒。

俗话说，忽冷忽热爱感冒。

天气一热，我们的毛孔就会打开，因为要排汗散热

忽冷忽热爱感冒

天气变冷，毛孔会闭上，以保存体温，并防止邪气侵入

如果天气变热了，家长还是给孩子穿很多，会导致孩子毛孔不断开泄出汗，若遇到天气突然变凉或者外面闷热环境下突然进入空调房间，毛孔来不及闭合，邪气便会进入孩子的身体，于是，孩子就开始打喷嚏。

反之，如果天气变冷了，家长却没有给孩子穿足够的衣服，此时，即使孩子毛孔闭合，也抵挡不住寒邪的入侵，如果寒邪破门而入，孩子一样会打喷嚏。

所以，家长一定要根据天气的变化及孩子的情况，及时增减衣服。

但是勤换衣服这事儿也不是绝对的，老话讲"春捂秋冻"也是有一定道理的。春天气温回升，万物生长，人体的气机也往外走，此时毛孔处于开泄的状态，所以要捂着，防止邪气入侵；而秋天天气转凉，万物收藏，人体的气机也是往里收，此时毛孔处于相对闭合的状态，冻一冻，让毛孔闭合，邪气就难以进来。

其实，给孩子"勤换衣服、隔离风寒"的原则就是：顺其自然。所谓自然就是春暖夏热、秋凉冬冷，给孩子穿衣服要遵循：春捂秋冻、夏单冬暖，并根据孩子的身体状态酌情增减。

如何判断孩子穿衣服是否合适？

1 ➤ **摸摸孩子的手和脚**
如果孩子手和脚偏凉，说明孩子穿衣服少了，阳气难以抵达四肢末梢。

2 ➤ **摸摸孩子的后背**
如果孩子后背有汗，说明孩子穿衣服多了，说明阳气太多，往外发泄。

孩子穿衣服的具体标准 ➤ **手脚温暖，后背干爽温和。**

孩子开始打喷嚏怎么办？

一碗姜汤，防患于未然。

邪气刚刚侵入皮肤，还没有入内里，喝碗姜汤，身体可以借助姜汤通透、往外走的力量，把侵入身体的邪气赶出去，邪气一走，自然就不会发烧了。需注意，喝姜汤要趁早，否则一旦邪气深入，就驱赶不走了。

征兆二：鼻塞

如果说打喷嚏是孩子发烧的预警信号，那么鼻塞就正式拉响警报了。

鼻塞是好事还是坏事呢？

当然是好事，因为敌人来了，身体拉响了警报，关上大门，这属于正当防卫。一般情况下，鼻塞是不需要特别处理的，因为孩子遭遇风寒邪气后，鼻子有点堵，相当于在鼻子里设了一个关卡来防止邪气从鼻子长驱直入到肺里。

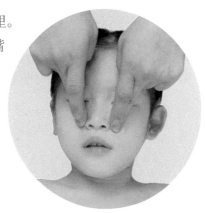

此外，如果孩子鼻塞严重，晚上睡觉只能张嘴呼吸，甚至感到窒息，应该及时通鼻塞（比如揉压迎香穴：家长用拇、食指在鼻翼两侧自上而下按摩3分钟，再揉压迎香穴，也就是鼻翼两侧1分钟，当鼻腔有热感时气息就通了，可以缓解孩子鼻塞症状）来保证呼吸顺畅。另外，按压双侧委中穴也是一个不错的选择。

征兆三：流鼻涕

流鼻涕是好事还是坏事呢？

从前面两个征兆，家长可能明白了，其实是不一定的。那么，为什么说流鼻涕是好事呢？与鼻塞一样，流鼻涕也是身体的自我防卫。鼻塞是堵住外界侵入邪气的入口，而流鼻涕则是将这些邪气往外排。

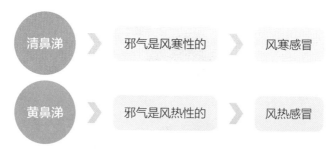

与鼻塞不同的是，如果孩子没有受到邪气，却总是挂着鼻涕，也可能是孩子总是处于一种警戒防御状态，也很少生病。

征兆四：手脚发凉

孩子不仅打喷嚏、鼻塞、流鼻涕，而且手脚开始发凉，这说明"敌人"入侵，切断了身体的供给路线，导致身体无法得到营养，这里的敌人指邪气，也就是邪气侵入身体，导致经络受阻，营养难以抵达四肢（四肢指手脚）。在中医里，这种情况叫作邪气闭阻，经脉不畅，导致阳气被阻，难以温暖四肢末端，自然手脚就变凉。此时，家长应该帮助孩子疏通经络，祛除邪气，比如睡前给孩子捏一捏相应的穴位，如掐按内关穴、按揉三关穴、拿按肩井穴等，经络通了，阳气才能毫无阻拦地抵达四肢末梢，手脚自然就不会凉了。

让孩子不发烧，
切记"虚邪贼风，避之有时"

无论风寒发烧、风热发烧，还是其他类型的发烧，邪气参与最多，也叫贼风。所以预防发烧最重要的就是"虚邪贼风，避之有时"（《黄帝内经》）。

贼风就是在我们没有防备或者身体虚弱的情况下，偷偷侵入我们身体的风邪。古人说"避风如避箭"，足见虚邪贼风的危害之大。那么如果规避呢？

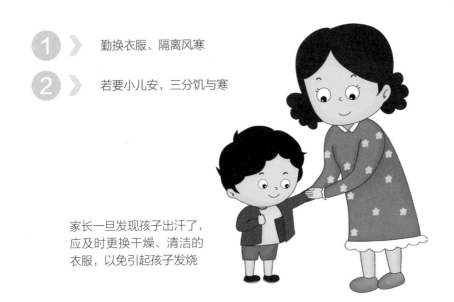

1 〉 勤换衣服、隔离风寒

2 〉 若要小儿安，三分饥与寒

家长一旦发现孩子出汗了，应及时更换干燥、清洁的衣服，以免引起孩子发烧

其实，预防孩子发烧，也就是调理好孩子的饮食、起居等。

1.孩子脾胃发育尚未完善，而摄入的饮食都需要脾胃的运化，如果孩子吃得太多，会加重脾胃的负担，导致消化不良，所以平时家长可以少给孩子吃点，有利于孩子脾胃运化，自然可提高孩子抵抗力，能更好地预防发烧等。

2.孩子阳气充足，而且新陈代谢旺盛，若穿得过多，很容易出汗、受凉，自然就容易感冒。所以，孩子平时可以少穿点，还可增强孩子耐寒能力。

这样穿衣服，孩子不感冒

孩子穿得多不多与年龄密切相关

有人说孩子应该比大人少穿一件衣服，有人说孩子应该比大人多穿一件衣服，那么到底哪个说法对呢？为了解决这个问题，我们需要知道，孩子穿衣服起到什么作用。

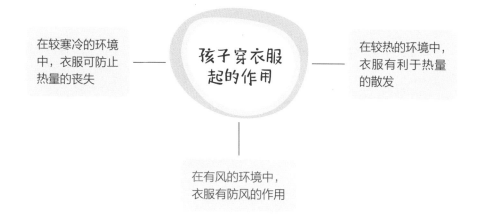

在较寒冷的环境中，衣服可防止热量的丧失 —— 孩子穿衣服起的作用 —— 在较热的环境中，衣服有利于热量的散发

在有风的环境中，衣服有防风的作用

其实，判断孩子穿得多不多，要看孩子的具体年龄。

1个月以内的孩子

1个月以内的孩子属于新生儿，他们刚刚来到世间，体温调节能力很差，只要环境温度低于人体舒适的24~26℃，就有必要给孩子多穿一点，也就是比大人多穿一层。

1个月以上的孩子

对于1个月以上的孩子，穿衣服多与不多，主要靠摸汗来判断。

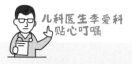

儿科医生李爱科贴心叮嘱

后背摸上去冰凉增衣服要谨慎

如果摸孩子的后背冰凉的话，说明穿衣服不够暖和，但也不要盲目过多添衣，否则也可能捂着孩子，增加发热、咳嗽等的概率。

需要注意：摸汗的部位有讲究，不是手心、不是额头，而是孩子的后背。大人用温暖的手，顺着孩子的衣服领子往下一摸：

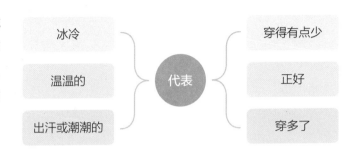

冬、春季穿衣法则

1个月以内的孩子

如果新生儿在室内，孩子体温调节能力较差，美国儿科学会 APP 是这样建议的：

1. 除非室内温度特别高（24℃以上），否则新生儿都要穿几层衣服来保暖，具体方法：先给孩子穿一件贴身的小上衣，下面包上尿布或尿不湿，然后再穿一件睡衣或者罩衫，最后用婴儿被包起来就行（睡衣或罩衫根据季节增减）。

2. 假如是早产儿，孩子可能需要再加一层衣服，直到他的体温达到足月儿的水平，且身体能适应外界温度的变化。

如果孩子要外出，就要适当给孩子加厚贴身衣物，可以加一个连体单衣或连体棉服或连体羽绒服等。这样进入室内，可以脱掉外衣，穿脱衣服比较方便。

1岁以内的孩子

如果孩子在室内，因为孩子还不会走，多是大人抱着，所以连体服仍然是首选。带孩子外出，可加一件连体单衣或连体棉服或连体羽绒服等。

1~2岁的孩子

如果孩子在室内，孩子能独立行走，家长可以逐步尝试给孩子穿分体的棉内衣。

孩子外出大多数时候还是需要抱着，建议给孩子穿背带裤，方便穿脱，又能护住小肚子，一举两得。

2岁以上的孩子

如果孩子在室内，2岁以上的孩子，基本可以跑跑跳跳了。孩子能参与的活动也多了起来，跑跳起来可能大汗淋漓，玩起积木、乐高等又能坐上半个小时。这一阶段该如何给孩子穿衣服呢？今天给大家介绍一种——洋葱式穿衣法。

顾名思义，就是像洋葱一样，一层层裹着，但从内到外，只需三层：

内层	柔软、透气、吸汗——贴身的穿棉衣裤
中层	保暖为主，材质棉、毛、绒都行，最好选择天然环保不产生静电的材料——开衫、卫衣、毛衣、连衣裙、保暖裤、打底裤、连裤袜等
外层	防风防水为主，厚度视具体温度而定——风衣、棉服、羽绒服等

此外，当家长纠结要不要穿第三层的时候，马甲可以派上用场，既可以温暖躯干，还可以让孩子自由活动。

夏、秋季穿衣法则

1个月以内的孩子

如果在室内，家长可以给孩子上身穿和尚服，下身包裹尿不湿，然后盖个被单或薄被即可。如果外出，可以在最外面裹一个厚一点的薄被，以免受风。

1岁以内的孩子

不管是室内还是外出，家长都可以给孩子穿连体衣服，外加一个外套，方便孩子穿脱。

1岁以上的孩子

孩子开始独立行走，可以尝试让孩子穿分体衣服，外加外套，方便孩子穿脱。

不要给孩子穿戴这些

1. 带绳的衣服：因为衣服头颈部的绳带如果遇到外力牵拉，很可能会致命。

2. 长围巾：因为孩子喜欢跑跳、互相打闹，一不留神就可能勒住孩子的脖子，发生危险。

穿衣遵循【两暖一凉】，增强孩子免疫力

背暖

如前面所说，可以通过摸孩子背部暖不暖来判断孩子穿衣合适不合适。最重要的是，保持孩子背部的温暖可以有效地减少感冒的发生。

肚暖

由于孩子腹部肌肉不发达，加上肠胃对温度比较敏感，当受到寒冷刺激时，孩子的肠胃蠕动会增加，可能会出现肠痉挛、腹胀、腹痛等症状，甚至出现腹泻。此外，如果孩子腹部受凉了，还可能影响孩子的食欲，所以平时给孩子做个兜肚或者穿上马甲都是不错的选择。

头凉

头部是全身最不怕冷的地方。有研究显示，人脑的重量约占身体的2%，但大脑消耗的能量却占全身消耗能量的20%左右，加上头发密集，也会大量散热，所以头部是身体的"散热大户"。所以，保持孩子头部相对低温，有利于孩子的健康。此外，保持孩子头部凉爽，有利于孩子神清气爽。

接种流感疫苗，收益大于风险

全世界每年有 5%~15% 的人群患上流感，且流行季节发病率可达 14%~50%，还可引发多种并发症，死亡率也明显增加。这主要是因为流感病毒容易变异，人体对流感病毒又没有免疫力，加之流感病毒传播速度非常快，所以造成了高患病率。

流感——专门欺负弱者的主儿

跟其他疾病一样，流感也是一个欺软怕硬的主儿，抵抗力较低的孩子是流感的高发人群。孩子一旦感染，病程持续时间长，且久治不愈，也会导致其他致病菌感染，从而引发一些并发症，如肺炎、心肌炎等。所以，孩子预防流感尤为重要。

流感疫苗——孩子额外的保护

孩子抵抗力较差，面对来势凶猛的流感，是无力抵抗的，所以需要额外的保护——接种流感疫苗。

流感疫苗是一种灭活疫苗，也就是一种被杀死的病毒，将其注射到体内，不会使人染病，还可以使人体产生抗体，抵御病毒的入侵。

正常情况下，流感疫苗注射后的第 7 天，血液中保护性抗体的细胞数量可达高峰，疫苗正式对人体起保护作用。此后，当人体接触流感病毒后，就不会被感染了。

接种疫苗的最佳时间

流感流行前 1~2 个月是接种流感疫苗的最佳时间。

在我国，流感流行主要集中在每年的 11 月到第二年的 3 月左右，所以接种时间也就安排在 9~11 月。

长江以南的地区，因为天气冷得晚，所以接种时间一般集中在 10~12 月。

孩子每年都需要接种流感疫苗

1. 流感病毒变异快：由于流感病毒发生突变频率较高，比如，不同型别的流感病毒在感染同一个细胞时，相互之间可能会发生基因重配，变成一种新类型的流感病毒。所以每年疫苗所含的毒株会因流行株的不同而不同。

2.疫苗抗体数量会衰减：疫苗对人体的保护效果取决于接种流感疫苗或感染流感病毒后获得的抗体数量，而抗体数量在接种6~8个月后开始逐渐减少，有些流感疫苗在接种1年后，体内抗体会所剩无几，就无法对抗流感病毒了，所以需要重新接种流感疫苗。

流感疫苗接种后的注意事项

1.接种后请在接种地点观察至少30分钟；

2.接种部位24小时内要保持干燥和清洁；

3.接种后，如果接种部位发红，有痛感、酸痛、低烧等，属于正常情况，一般24小时之后会自然消失；

4.如果出现持续发烧或其他严重不良反应，应就近就医，并向接种单位报告。

如何知道接种的疫苗是最新的

生活中，有些家长会担心，给孩子接种的流感疫苗是否是最新的。

回答是肯定的。因为每年生产的疫苗都是经过严格预测和验证的，并且每年流感疫苗的病毒株选定也有一定的程序。

世界卫生组织（WHO）通过全球流感监测和响应体系（GISRS）监控全球流感病毒的变异。WHO会根据监测结果，在每年2月和9月，分别针对下一个流感季节可能出现的几种流感疫苗类型预测性推荐。然后由WHO合作中心鉴定新病毒、制备和验证疫苗株，而后将疫苗株分发给疫苗生产商进行批量生产。

此外，流感疫苗的有效期只有1年，疾控中心每年会根据上级疾控系统的安排更换流行病毒株疫苗，基本每年都有变化，所以家长主要注意保质期就可以了。

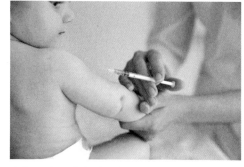

家长一定要在规定时间给孩子及时接种流感疫苗，才能降低患流感的风险

带孩子就医也需要技巧

当孩子发烧、感冒了，有些妈妈总是不放心，没啥问题就爱往医院跑，而有些妈妈是孩子病得都非常严重了，就是不愿意带孩子去医院，生怕被传染上什么其他的疾病。其实，这两种情况的出现主要是源于妈妈们对孩子就医过程的不了解。医院并非洪水猛兽，为了让孩子能正确就医，下面给大家介绍一下带孩子就医的一些技巧。

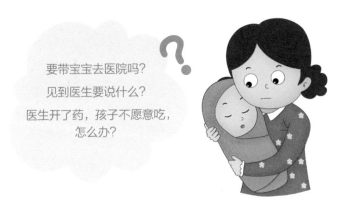

要带宝宝去医院吗？

见到医生要说什么？

医生开了药，孩子不愿意吃，
怎么办？

技巧一：挂对就诊科室

年龄	出生1个月以内的孩子	1个月~18岁的孩子
就诊科室	新生儿科	儿科

以上的标准适用于综合性的医院，对于儿童专科医院，分科会更详细，应另论。

温馨提醒：如今是互联网时代，挂号的途径也是多种多样，妈妈们可以尝试电话挂号、微信挂号、APP挂号、网上预约等，这样可以尽快就医。

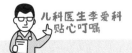

儿科医生李爱科
贴心叮嘱

14~18岁孩子也要挂儿科

现在生活水平提高了，很多孩子都营养过剩，十三四岁就长得人高马大的，但也要挂儿科。因为从医学角度来讲，14~18岁的孩子虽然生理上接近成年人，但身体发育尚未达到成年人的标准，且心理也未成熟，仍属于儿童，所以要挂儿科。

这样做　孩子不感冒　不发烧

技巧二：既往病史资料带全

如果家长携带资料齐全、表述清晰，既有利于节省医生的时间，又有利于医生综合分析病情，避免遗漏重要信息。

病例和化验单

1. 之前做过的检查化验报告单必须携带，如肺炎等疾病反复发生，要携带既往检查报告和诊断结果；

2. 所有的单子，最好按照时间或者疾病类别进行整理，方便医生查看。

孩子的疫苗接种本

可以为医生提高诊断依据，特别是近期接种疫苗的孩子，建议携带。

出生记录

对于新生儿、早产儿及某些有先天性疾病的孩子，之前的治疗诊断资料最好带上。

既往病历

尤其是有慢性病的孩子。

技巧三：将发病过程记录下来

当妈妈们在去医院的路上或者等待就诊时，可以花几分钟静下心来仔细回忆一下孩子发病的经过，用纸或者手机简单地记下要点，这样，和医生沟通时，能减少因为紧张而遗漏一些重要信息。

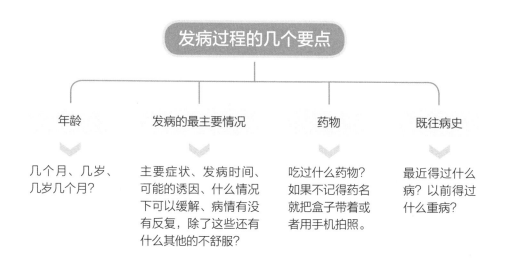

发病过程的几个要点

年龄	发病的最主要情况	药物	既往病史
几个月、几岁、几岁几个月？	主要症状、发病时间、可能的诱因、什么情况下可以缓解、病情有没有反复，除了这些还有什么其他的不舒服？	吃过什么药物？如果不记得药名就把盒子带着或者用手机拍照。	最近得过什么病？以前得过什么重病？

技巧四：其他的细节

1. 尿不湿、奶瓶、水瓶、纸巾等孩子必需品携带齐全；

2. 孩子尽量穿分体衣服，方便医生检查；

3. 医院人比较多，最好给孩子佩戴口罩；

4. 以防等候时间过长，可以给孩子带上安抚奶嘴和几样喜欢的玩具；

5. 发烧药一定要带，一旦温度过高，可及时服用。

儿科医生李爱科
贴心叮嘱

绝不能做任性的家长

当医生给孩子问诊时，家长不停地说，我在哪里哪里看到是这么说的……然后也不按医嘱去拿药，殊不知，这些都可能会耽误孩子的治疗。

再比如，医生给孩子开了抗生素，但家长认为是药三分毒，孩子症状稍微好点就给孩子停药，结果使孩子病情反反复复。

就医回家后注意四要四不要

孩子就医时间很短，大多数时间都是回家调理，下面总结了四要四不要来辅助孩子康复：

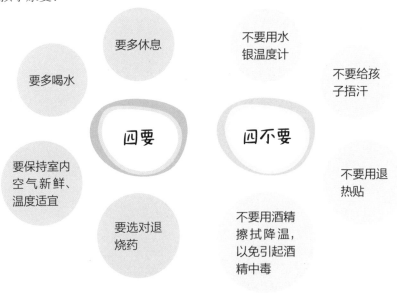

要多休息

要多喝水

要保持室内空气新鲜、温度适宜

要选对退烧药

四要

不要用水银温度计

不要给孩子捂汗

不要用退热贴

不要用酒精擦拭降温，以免引起酒精中毒

四不要

孩子不感冒、不发烧的育儿经验

为了避免孩子感冒、发烧，咱们老祖宗总结了一些育儿经验，非常实用。

要想宝宝安，三分饥与寒

生活中，一些家长总是担心宝宝会冻着，就给孩子穿得很多，捂得严严实实的，所以孩子身上总是有汗。出汗时，皮肤的毛孔是张开的，一旦受到冷空气侵袭就会感冒，所以，建议家长们不要给孩子穿很多，适当少穿点衣服有助于增强孩子抗病能力。

此外，有些家长喜欢用西洋参等滋补品给孩子补身体，这样做是不对的，因为孩子吃过多营养品，不仅会增加脾胃的负担，而且对提高免疫力没有好处，还会引起积食而诱发感冒、发热（见本书 132~133 页），所以，适当少穿点也是可以的。

对于添加辅食的孩子来说，家长在添加辅食时要遵循的原则如下：

由少到多	由稀到稠	由细到粗	由一种到多种

有些家长唯恐孩子吃不饱，只要孩子喜欢吃，就一味地让孩子多吃；还有些家长，在孩子不愿再吃的时候，仍强迫孩子进食，吃得过多反而容易出现胃肠功能紊乱，进而导致孩子便秘或积食感冒，所以，孩子进食量只要满足自身发育所需（常带三分饥）就好。

多喝水可预防病毒性感冒

多喝水可以提高体内的含水量，从而加速身体的新陈代谢和提高身体免疫力，既可以促进孩子的发育，也可以提高孩子对抗感冒病毒和细菌的能力，进而减少感冒发生的概率。此外，多喝水还可以保护身体脏器，促进身体器官的健康发育，提高机体对感冒病毒的抵抗力。

月龄	喝水量	详解
6个月以内的孩子	原则上不需喂水，特殊情况特殊处理	一般来说，6个月以内的孩子是纯母乳喂养，原则上不需要额外喂水；如果是混合喂养和人工喂养，只要奶量充足，一般也不需要喂水。但是，由于奶粉中蛋白质和钙等含量高于母乳，有的孩子可能会表现出"上火"，如便秘等，此时可在两顿奶之间少量喂水，具体加多少水也没有标准，根据具体情况酌情调整。如按照奶与水的比例为100∶20左右喂水。如果过多喂水，反而会增加宝宝的肾脏负担，甚至影响到正常喝奶
6个月到1岁的孩子	水的总摄入量每天达到900毫升	孩子满6个月后，可少量饮水，特别是在发热、腹泻或天气炎热时要注意补充水分，还有孩子脸色加深变黄及小便变少时也要补水。如果孩子不喜欢喝白开水，也不必着急，只要水的总摄入量每天达到900毫升一般不会缺水，水果和饮食中的水也是算到总摄入量里
1～3岁的孩子	水总适宜摄入量为1300毫升	1～3岁以后的孩子，水总适宜摄入量为1300毫升，可以喝白开水，一些清淡的低盐汤类或羹类也是不错的选择
4～6岁的孩子	每天可以饮水1500毫升左右	随着孩子年龄的增加水的摄入量也在增加，4～6岁孩子，每天可以饮水1500毫升左右

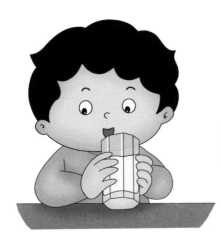

孩子多喝水，不但可以预防感冒病毒，而且可以促进器官的健康发育

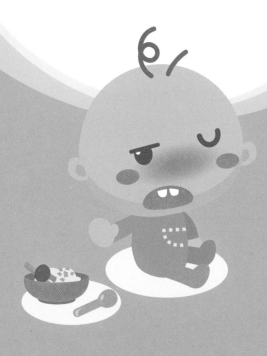

第2章

孩子感冒，
分情况应对效果好

如何区分风寒感冒、风热感冒与暑湿感冒

其实，感冒是中医的名词，感冒可以分为风寒感冒、风热感冒和暑湿感冒三种。它们的多发季节、症状及致病原因是不同的，为了让家长们对孩子感冒有个全面了解，以便对症治疗，下面给大家详细介绍一下这三种感冒。

风寒感冒的特点：
发热轻、恶寒重、流清涕

好发季节：多见于冬春季。

症状：发热轻、恶寒重、鼻塞声重、流清涕、无汗、口不渴、喉痒、咳嗽、痰吐稀薄色白、肢节酸疼、舌苔薄白、脉浮或浮紧等。

致病原因：外感风寒所致。

治疗方法：辛温解表，宣肺散寒。

食物选择：生姜、葱白、香菜、苏叶、白芷、红糖等。

食疗方法：姜糖水。用生姜煮水，加红糖调味，可缓解风寒感冒。

风热感冒的特点：
发热重、恶寒轻、流浊涕

好发季节：多见于夏秋季。

症状：发热重、恶寒轻、鼻塞喷嚏、流浊涕、有汗、口渴、头痛、咽喉疼痛、咳嗽痰稠、舌苔薄黄、脉浮数等。

致病原因：外感风热所致。

治疗方法：辛凉解表，宣肺清热。

食物选择：菊花、薄荷、金银花、竹叶、豆芽等。

食疗方法：菊花粥。菊花、粳米一起煮粥，可缓解风热感冒。

暑湿感冒的特点：高热有汗，
但出汗不畅、浑身乏力

好发季节：多见于夏季。

症状：高热有汗，但出汗不畅，浑身乏力、头昏痛、鼻塞流涕、咳嗽痰黄、胸闷恶心、小便短黄、舌苔黄腻、脉濡数等。

致病原因：夏季潮湿炎热，贪凉（如空调屋温度低）或过食生冷，外感表邪所致。

治疗方法：清暑祛湿解表。

食物选择：薏米、山药、赤小豆等。

食疗方法：薏米山药水。用薏米和山药块一起煮粥，可缓解暑湿感冒。

普通感冒，七天可以自己好

普通感冒是生活中最常见的疾病，它以鼻塞、鼻涕、喷嚏、咽部不适等上呼吸道症状为主要表现，与流行性感冒是不同的。如果家长护理恰当，一般 7 天左右就可以自己好了。那么，家长到底该如何护理患普通感冒的孩子呢？

1. 让孩子多喝水、多休息、放松心情。

2. 如果孩子有发热时，建议采用物理降温的方法降温，如少穿点衣服、被子薄一点等，不推荐用发汗、捂汗、酒精擦拭等方式退烧。

3. 鼻塞严重的可以采用吸入热水蒸气的方法进行缓解，或者选用安全的生理性海水盐鼻腔喷雾器护理。也可以按双侧委中穴缓解鼻塞。

4. 嗓子疼可以选择淡盐水漱口，也可以贴个咽贴。

5. 咳嗽可以选择喝蜂蜜水，效果也不错。此外，睡觉时把孩子头部垫高也可缓解咳嗽症状。

6. 是否给孩子使用抗生素（抗生素在民间也叫消炎药，能对抗细菌，但无法抑制病毒，而普通感冒多是由病毒引起的，如果不加区分地给孩子用抗生素，对病情的康复毫无用处，甚至会在孩子体内产生对抗生素耐药的强力细菌；也有可能在使用抗生素时，细菌在细胞中休眠，在停止使用时，细菌就会在细胞中苏醒，引起另一次感冒），请遵医嘱，医生让用的时候不要排斥，医生不让用的时候也别坚持用。

儿科医生李爱科 贴心叮嘱

应规避普通感冒的传播

要想规避普通感冒的传播，先要了解普通感冒的传播途径。

普通感冒可以通过手接触（与感染孩子直接接触或通过与被污染的环境表面间接接触）和飞沫传播（患儿打喷嚏和咳嗽时形成经空气传播的小颗粒飞沫），所以家长应该引起高度重视，规避传染源，避免孩子感染感冒。

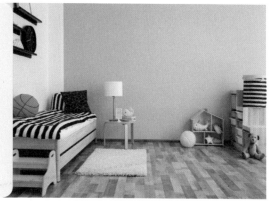

孩子休息时，要创造一个干净、舒适、安静的环境，有助于孩子身体康复

流行性感冒，可怕的是它的并发症

流行性感冒俗称流感，多是因为感染了传染性极强的流感病毒所引起的。当孩子感染流感病毒后的前4天里，流感病毒会和身体和谐相处，但当人体免疫力受到某些因素影响而下降时，流感病毒就开始快速繁殖、伤害身体。此外，病毒进入人体后，在流感症状出现前的24~48小时就开始通过飞沫、痰等排出体外，会持续3~8天，而小一点的孩子会持续1~3周。所以，此时被感染的孩子传染性非常强，可能传给家人、小朋友等。

轻症的流感与普通感冒很相似，只是传染性更强点，一般2~3天就会好了，但典型的流感，发病突然，且症状遍布全身。

发烧	一般孩子会烧3~5天，体温可达39~40℃，可能会出现手脚冰凉、寒战、怕冷、头痛等，2岁以内的孩子不会表达，可能会哭闹、烦躁等
眼部不适	孩子可能会流泪、有眼屎或眼睛充血等，出现这些症状时，千万别误以为是结膜炎或者上火
鼻炎	孩子总是搓鼻子、打喷嚏、流鼻涕等，如果不多就会形成鼻屎；小孩子鼻塞了，可能会哭闹、张口呼吸、打呼噜或者有呼哧声等
喉咙不适	如果孩子喉咙干、痒、痛，大一点的孩子会自己说，小一点的孩子可能会哭闹或者不吃饭，特别是固体食物
咳嗽	多为干咳，间断地咳嗽，且每次咳嗽次数也不多，但比较频繁
其他不适	小孩子容易哭闹、黏人；大孩子会说全身酸痛、乏力等

以上症状可能会都出现，也可能单独出现，且年龄越小的孩子越不典型，还可能是高热惊厥，应该引起家长高度注意！

大多数孩子的流感症状在3~7天会好转，咳嗽、体力一般需要2周左右才能恢复，所以流感本身的症状并不可怕，最可怕的是并发症，如喉炎、支气管炎、肺炎、脑炎、中耳炎、关节炎、心肌炎、肾炎等，其中，肺炎是最严重的，会导致呼吸困难，也是流感致死的首因。大量数据显示：小于2岁的孩子更容易发生严重的并发症，而小于5岁的孩子，年龄越小越容易得并发症。

感冒容易与哪些疾病相混淆

感冒对于所有的孩子是在所难免的事情，但是家长需要注意，有一些常见病与感冒初期症状相似，要注意区分，不要因为判断失误而延误病情。

感冒容易与以下疾病相混淆

 麻疹

是由麻疹病毒引起的急性传染病，随着麻疹疫苗的广泛接种，发病率明显下降，但每年仍有散发病例。有如下特点：

1. 症状表现：

初期		大约3天后		紧接着
发热、咳嗽、结膜充血等	→	耳后、发际会出现皮疹	→	波及额头、面部、颈部，从上往下蔓延到躯干、四肢

↓

最后
抵达手掌和足底

2. 多发于冬春季节，且传染性强。
3. 6个月~5岁的孩子是高发人群。

个别病情严重的会出现肺炎等严重的并发症，进而危及生命。所以，当孩子出现咳嗽、呕吐、胸闷、喘息、头痛、抽搐时，可能是出现了并发症，应及时就医。

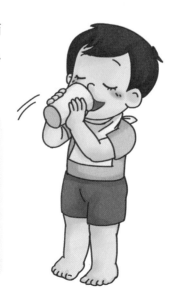

家庭护理

1 应该让孩子卧床休息，保持室内适当的温度、湿度和空气流通，避免强光刺激。
2 注意皮肤、眼、口腔、鼻子等清洁。
3 避免去人多拥挤的地方，避免交叉感染。
4 鼓励孩子多饮水，吃些易消化和吸收的食物。
5 孩子得了麻疹可在家隔离，直至出疹后5天，有肺炎等并发症的孩子应延长至10天。

轮状病毒肠炎

该病主要由轮状病毒感染所致。特点如下：

1. 临床表现为腹泻、大便呈黄色水样或蛋花样，便量多、水分多、次数多，一般每天可达5~10次，严重者每天可达20次。

2. 腹泻初期1~2天可伴有发热、呕吐、呼吸道感染等，有少数孩子病情严重，可以导致肺炎、重度脱水等，表现为四肢冰凉、精神差、呼吸急促、抽搐等。

多数腹泻的孩子，一般3~8天就会自己好了。腹泻严重的孩子，医生除了对症治疗外，还会建议调整肠道菌群。

家庭护理

1 建议口服补液盐水，既可以补充水分又能补充孩子营养需要的电解质和糖分。
2 预防新的感染发生，饮食应注意均衡，可补充稠大米汤等，奶制品适当减少。

流行性腮腺炎

该病是由腮腺炎病毒所致的。特点如下：

1. 大多表现为突发的单侧或双侧腮腺肿痛，会伴有不同程度、持续时间不一的发热，有些孩子体温可达39℃以上，有的孩子根本就不发烧。

2. 多见于冬春季节和5~15岁孩子。

该病常并发脑炎、睾丸炎、卵巢炎、胰腺炎等，所以孩子出现流行性腮腺炎，伴有腹痛、头痛、抽搐等症状时，家长应警惕是否是上述并发症，应立即就医。

家庭护理

注意口腔卫生，按时刷牙漱口，防止细菌进入腮腺引起炎症。

孩子感染了上述疾病后，应如何护理

消毒隔离

孩子的房间要定期通风，保持空气清新；孩子用过的被褥、衣服等要进行消毒（煮沸或者日光照射）；在家休息的孩子，如果有两个以上的孩子应隔离，家里人应尽量减少到屋里看孩子的次数，防止交叉感染。若孩子病情较轻，可在家里隔离，若病情严重，则需要住院治疗。

饮食营养要跟上

孩子伴有发热，应鼓励孩子多喝水，必要时可进行物理降温，密切观察孩子体温变化及有无水分大量丢失，以防孩子脱水。饮食上，尽量给孩子吃营养丰富且易消化的流食、半流食或软食。

皮肤损害的护理

水痘、麻疹、手足口等疾病会伴有皮肤损害，也会伴有不同程度的瘙痒，抓破后容易感染，所以要注意局部卫生。

1.注意孩子皮肤清洁、干燥，勤换衣服；

2.及时给孩子剪短指甲，保持双手清洁，避免抓破疱疹，引起继发感染，尤其是患有水痘的孩子，抓破后很容易留下瘢痕；

3.别让孩子用手揉眼睛，否则感染后易得角膜炎。

重视勤洗手

孩子勤洗手可预防多种传染病，也是简单高效的防止感染的方式，因此，家长应让孩子了解勤洗手的重要性，并且教会他正确的洗手方式，养成勤洗手的习惯。

按照下面六步走，孩子的手可以洗干净：

孩子洗手注意事项

1 要用流动的水洗手；

2 将香皂或洗手液充分搓起泡泡；

3 手心、手背、手腕、手指缝、指甲缝每个地方都洗干净；

4 泡泡要冲洗干净；

5 洗手后要用干净的毛巾擦干净。

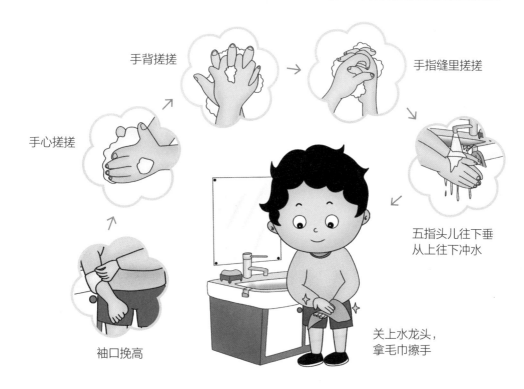

手背搓搓

手指缝里搓搓

手心搓搓

五指头儿往下垂从上往下冲水

袖口挽高

关上水龙头，拿毛巾擦手

海盐水或生理盐水
减轻鼻塞及鼻涕等不适

　　鼻涕、鼻塞等不适是普通感冒的常见症状，家长看到孩子鼻涕不停地流，恨不得走几步就给擦一下，看到孩子鼻塞遭罪，吃不好睡不好，恨不得自己鼻塞……为了让孩子在不吃药的情况下更舒服一些，给大家介绍一个缓解鼻塞及鼻涕等不适的好方法——海盐水或生理盐水洗鼻。

年龄不同，洗鼻的方式也不同

新生儿和婴儿

　　洗鼻方式：推荐用盐水滴鼻剂。

　　具体操作：让孩子侧躺，滴鼻剂冲洗朝上的鼻孔（注意对着鼻腔冲，不要对着鼻中隔）冲，把盐水挤干净，然后给孩子擦干净流出来的鼻涕，再洗另一侧。

　　需要注意：如果孩子可以坐着洗鼻，让孩子稍微向前低头，保证鼻涕能流出来，尽量让孩子张嘴，这样可以减缓鼻腔、口腔的压力，孩子会舒服一些。

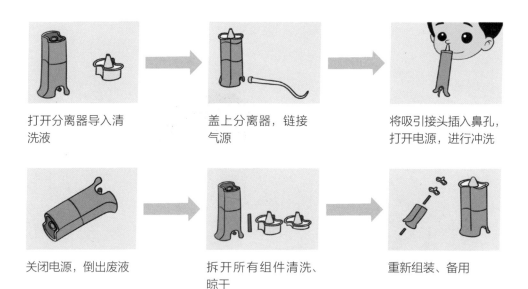

打开分离器导入清洗液 　　盖上分离器，链接气源 　　将吸引接头插入鼻孔，打开电源，进行冲洗

关闭电源，倒出废液 　　拆开所有组件清洗、晾干 　　重新组装、备用

鼻窦冲吸器使用方法示意图（注：电动洗鼻法适用于各个年龄段的孩子）

1~3岁的幼儿

洗鼻方式：推荐用注射器式。

具体操作：让孩子张着嘴，或者一直发"啊"声音，孩子会舒服些。

3岁以上的孩子

洗鼻方式：推荐用注射器式或挤压式。

具体操作：让孩子张着嘴，或者一直发"啊"声音，孩子会舒服些。如果孩子鼻涕比较黏稠的话，用注射器式来操作的话可能盐水量不够，就需要用挤压式，具体方法和注射器式相同。当给孩子用挤压式时，孩子会感觉有压力进入鼻腔，这压力大一点的孩子比较容易接受。

海盐水或生理盐水选择

洗鼻用的海盐水家长可以自行购买。

如果家长想自制生理盐水，可以用不加碘盐＋蒸馏水或者白开水搅匀，比例：100毫升水兑0.9克盐（通俗来说，1个啤酒瓶盖为2克盐，半啤酒瓶盖为1克盐，也就是比半啤酒盖少一点点就行）即可。

生理盐水在密封状态下，才能保证无菌状态。所以，如果自制生理盐水，最好当天制作，当天使用，因为安全期只有4个小时。

爸妈对洗鼻的疑问

问：给孩子洗鼻会不会呛到？

答：孩子洗鼻会带来一些不适，但是是可以忍受的，只要洗鼻姿势正确是不会呛到孩子的。

问：给孩子洗鼻会导致中耳炎吗？

答：这种担心是多余的。鼻腔和耳朵之间有咽鼓管，通过打开—闭合来调节耳朵内外的压力，咽鼓管只有在张嘴、打哈欠等时偶尔打开，其他时间都是闭合的，所以洗鼻时是闭合的，不会把鼻涕冲到耳朵里。即使凑巧把鼻涕冲进了耳朵，也会因为咽喉管的排泄功能而排出，所以不用担心。

问：孩子不愿意洗鼻怎么办？

答：家长可以给孩子演示一下，大一点的孩子可以看看视频，边看边讲解，让孩子明白是怎么回事。千万不要强迫孩子，否则以后很难尝试了。如果孩子实在不愿意，那就等大一点再尝试。

补点锌，可缩短感冒病程

锌是一种微量元素，是人体内必不可少的成分之一。它对免疫系统的发育和正常免疫功能的维持，有不可忽视的作用。孩子免疫力强的话，即使感冒了，也会缩短感冒的病程。

年龄不同，锌的摄入量也不同

年龄	锌摄入量 / 日
0~6 个月	2~3.5 毫克
7~12 个月	3.5~4 毫克
1~3 岁	4~5.5 毫克

如何给孩子补锌

6 个月以内的孩子不需要额外补锌

母乳喂养的孩子，6 个月以内缺锌的概率非常低，所以不需要额外补锌；人工喂养的孩子，由于配方奶粉中已添加锌，完全可以满足孩子对锌的需要，所以不需要额外补锌。

6 个月以上的孩子从食物中摄取锌

产后 6 个月，母乳中锌含量开始减少，当孩子添加辅食后，应注意增加富含锌的辅食，来满足孩子对锌的需要。而人工喂养的孩子，配方奶粉的锌含量可满足 1 岁以内孩子需要，1 岁以后可通过均衡饮食来补充锌。孩子可以吃些贝壳类海产品、红色肉类、动物内脏等，不但含锌量高，而且吸收利用率也高。此外，还可以吃些鱼、蛋、蘑菇、全脂牛奶等含锌量高的食物，需要注意：含锌食物一定要适合孩子的年龄。比如，6 个月以上的孩子可以吃瘦肉、猪肝等，1 岁以上的孩子可以吃牡蛎等。

例如

孩子每天推荐摄入：4 克锌 =

57 克猪瘦肉 + 30 克黄豆 + 32 克蘑菇

补充含多种元素的锌剂更好吗？

不一定。如果孩子真的需要补锌，只要遵医嘱和按照说明书正常服用即可，没必要搭配其他的元素一起补充，其实，只要孩子饮食均衡，一般不会缺锌。

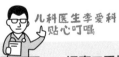

儿科医生李爱科贴心叮嘱

远离二手烟

香烟的烟雾中有一种毒性很强的重金属元素——镉，它能干扰锌在体内的吸收和发挥作用，如果确定孩子缺锌的话，建议父母让孩子远离二手烟。

来点蜂蜜水，止咳效果好

孩子感冒伴有咳嗽是常见的情况，可以喝点蜂蜜水来缓解咳嗽。美国儿科协会建议：

> 1岁以上的孩子因普通感冒引起咳嗽时，可以喝点蜂蜜水来止咳，一次可饮用2~5毫升。

近年来的一些研究显示，与止咳糖浆相比，蜂蜜更能有效地缓解孩子夜间咳嗽的频率和程度。

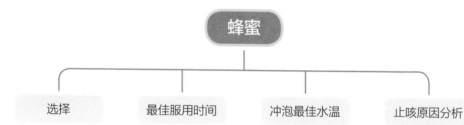

蜂蜜

选择	最佳服用时间	冲泡最佳水温	止咳原因分析
只要是正规生产、质量合格的蜂蜜，口味孩子喜欢即可。	晨起和午睡后服用蜂蜜水，止咳效果不错。	40~60℃的水温，温度过高会破坏蜂蜜中的营养成分。	1. 蜂蜜中的糖可以促进唾液分泌、咽喉镇痛和呼吸道黏液分泌，进而缓解咳嗽。 2. 蜂蜜中的糖可以提高气道感觉阈值，这个阈值就像气道的敏感程度，本来气道非常敏感，容易引起咳嗽，但用了蜂蜜后，会降低这个敏感度，也就减轻咳嗽症状。

儿科医生李爱科贴心叮嘱

食用蜂蜜温馨提示

1 蜂蜜的主要成分是果糖和葡萄糖，也是甜味的主要来源，而糖作为我们营养的主要来源，食用过多不仅会加重基础糖代谢负担，而且还容易导致肥胖。所以，蜂蜜虽甜，也要控制好量。

2 蜂蜜并不适合所有年龄段的孩子食用，1岁以内的孩子不建议食用。

感冒用药，
"七要""五不要"需记牢

如果孩子感冒了，经过判断，认为无须去医院，可以吃些非处方感冒药来调理，但也要注意安全用药。下面这"七要"和"五不要"需记牢。

一要
弄清感冒剂量
有些感冒药是根据孩子的体重算出的，有些感冒药是根据孩子年龄算出的。具体的剂量除了详细咨询药店工作人员外，家长在给孩子服用之前，应仔细阅读感冒药说明书，看好剂量的标准，以免过量，伤害孩子健康。

五要
交接要明确
孩子感冒期间，可能会有多个家人轮流照顾孩子，建议把孩子病情变化、用药时间、用药剂量等写在一张纸上，与家人交接时，交代情况，可以避免给孩子重复用药及错用、漏用药物。

二要
仔细阅读禁忌证等注意事项
感冒药的注意事项如剂量、不良反应、禁忌证、饮食禁忌等应特别注意，否则会影响服用效果。

六要
感冒药要保留包装盒
这样做方便查阅每种药物的有效期、用药剂量、不良反应等。

三要
对症治疗
如果孩子仅仅发热，那就只用退烧的药，不要用止咳的药、缓解鼻塞的药物。因为有些复方制剂，药物成分复杂，孩子吃多了会增加不良反应。

七要
安全保存
药品要放在孩子够不到的地方。此外，药品要放在阴凉干燥、清洁的地方，避免药品因潮湿而发霉。

四要
喂药工具使用正确
现在很多儿童用药的包装里都附送滴管、量杯等，这样家长给孩子喂药时，能准确知道服药的剂量，还方便孩子吃药，方便且准确。

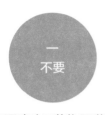

不要骗孩子药物是甜品

有些感冒药，口感甜甜的，但也不要告诉孩子这是糖，否则孩子可能会自己偷偷服用；而口感不甜的感冒药更不能说是糖，因为孩子吃一口就知道，下次就不会再服用了。

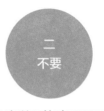

不要给18岁以下的孩子服用阿司匹林

家长可以认真阅读药品说明书中有效成分一栏，给孩子服用阿司匹林可能会导致致命的瑞氏综合征，当然含阿司匹林成分的复方药也不要服用。

不要同时服用处方和非处方药

有些家长给孩子买了非处方药，服用后效果不好，就去找医生开处方药，此时一定要咨询医生是否可以继续服用非处方药。

不要服用过期的药物

每种药品包装盒上都有有效期，过期了就扔掉，否则不仅没有效果，还会造成不良反应。

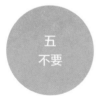

不要拖得太久

如果3~5天后，孩子的发烧、咳嗽等症状没有好转，或有加重的趋势，应及时就医，以免耽误治疗。

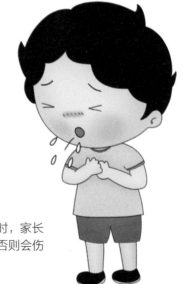

孩子感冒发烧、咳嗽等时，家长一定要注意安全用药，否则会伤害孩子的身体健康

感冒了如何选中成药

小儿感冒颗粒

感冒症状

感冒同时伴有发热，但不严重，而且没有咽痛。

详解

主要成分： 广藿香、菊花、连翘、大青叶、板蓝根、地黄、地骨皮、白薇、薄荷、石膏。

功效： 清热解表。

主治： 用于小儿感冒、流感、发热。

用法： 1岁以内每次服6克，1~3岁每次服6~12克，4~7岁每次服12~18克，8~12岁每次服24克，均为每日2次。

小儿清解冲剂

感冒症状

感冒时发热严重。

详解

主要成分： 金银花、连翘、地骨皮、青黛、白薇、地黄、广藿香、石膏。

功效： 除瘟解毒，清热退烧。

主治： 用于小儿感冒引起的高热不退、汗出热不解、烦躁口渴、咽喉肿痛、肢酸体倦。

用法： 1岁以内每次服5克；2~4岁每次服10克；5~7岁每次服15克；7岁以上酌增或遵医嘱，均为每日3次。

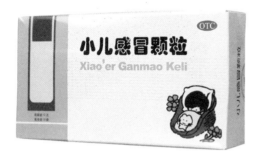

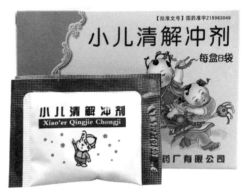

小儿咽扁颗粒

感冒症状

感冒同时出现咽痛，咳嗽痰多。

详解

主要成分： 金银花、射干、金果榄、桔梗、玄参、麦冬、牛黄、冰片。

功效： 清热利咽，解毒止痛。

主治： 适用于肺实热引起的咽喉肿痛、口舌糜烂、咳嗽痰多、咽炎、喉炎、扁桃体炎。

用法： 1~2岁每次4克，一日2次；3~5岁每次4克，一日2~3次；6~14岁每次8克，一日2~3次。

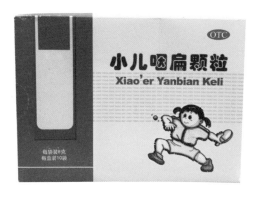

儿感清口服液

感冒症状

感冒同时伴流清涕，恶寒重、发热轻。

详解

主要成分： 荆芥穗、薄荷、化橘红、黄芩、紫苏叶、法半夏、桔梗、甘草。

功效： 解表清热，宣肺化痰。

主治： 用于小儿外感风寒、肺胃蕴热证，症见发热恶寒、鼻塞流涕、咳嗽有痰、咽喉肿痛、口渴等。

用法： 口服，1~3岁，每次10毫升，一日2次；4~7岁，每次10毫升，一日3次。

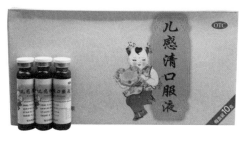

这些用药误区，很多妈妈都有

很多家庭都会备一些常用药以备不时之需。如果孩子感冒了，在家给孩子吃药要谨慎，科学用药、安全用药是关键。以下用药误区应杜绝：

误区 1 →

感冒不用吃药
平时总听周围家长说，感冒能自愈，不需要特殊治疗，这种说法有些偏激。因为如果是普通感冒且症状较轻，可以通过多休息、多喝水等慢慢自愈；但是如果是流行性感冒且比较严重的话，则需要及时治疗，否则会引发一些并发症，如肺炎、中耳炎等，所以要及时对症治疗。

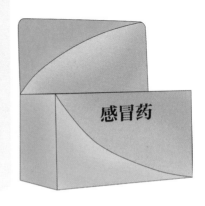

感冒药

误区 2 →

只要是感冒药就行
有些家长认为，给孩子吃的感冒药，只要孩子能吃就行，这是不对的。其实，感冒类型不同，感冒药的选择也会有区别，否则不仅不能治疗感冒，反而会伤害孩子的健康。

误区 3 →

给孩子服用成人感冒药
有些家长看到孩子感冒后，家里正好有大人服用的感冒药，认为只要剂量减半就不应该有问题，这是不科学的。孩子不是大人的缩小版。因为成人感冒药的成分和孩子是不一样的，而孩子肝脏对药物的解毒能力、肾脏对药物的清除能力都不如成年人。此外，孩子大脑的血脑屏障功能尚未发育完全，还不能阻止某些药物对大脑的伤害，所以，不能随意给孩子服用成人感冒药，即使减半也不行。

误区 4 →

吃抗生素才好得快

相对来说，抗生素见效快，很多父母不想孩子多受罪，会采用抗生素治疗，而抗生素的主要作用是抑制或杀死细菌，但孩子80%~90%的感冒都是由病毒引起的，服用抗生素是没有效果的。盲目使用抗生素，不仅不能缩短病程，还会增加细菌耐药性。抗生素的使用最好听从医生的指导。

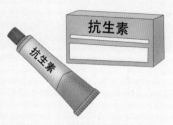

误区 5 →

输液好得快

孩子一感冒，家长就非常着急，希望孩子少遭罪、早点好起来，往往就会着急带孩子去输液。殊不知，静脉输液的效果和安全性有时还不如口服感冒药呢。所以，除非必要，最好给孩子口服感冒药。

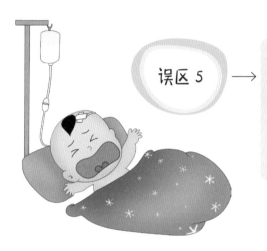

误区 6 →

多吃几种感冒药容易好

孩子感冒了，家长必然着急。有些家长想当然认为多吃几种感冒药好得更快，这是不对的。
因为很多孩子感冒药成分相似，如果同时服用几种感冒药的话，就会导致孩子服用剂量增加，也就会增加肝脏的负担，还会伤害身体健康。

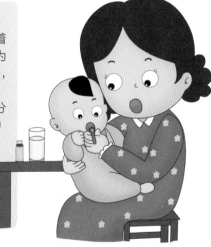

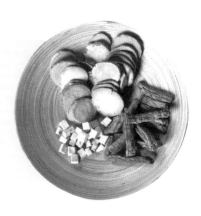

误区 7 →

中药没有不良反应

很多家长认为中药没有不良反应，可以随便吃。其实，中医对感冒分类很多，如风寒感冒、风热感冒等，所以吃中药时，也要对症治疗，否则会延误治疗时机。

误区 8 →

用抗感冒药来预防感冒

有些家长认为抗感冒药可以预防感冒，这种认识是错误的。因为西药抗感冒药多是复方制剂，通常含有 2~5 种成分，分别用于缓解不同的感冒症状。如对乙酰氨基酚等解热镇痛药，能缓解发热、头痛、肢体酸痛。用抗感冒药来预防感冒不但无效，还会带来不良反应。同样的道理，中成药也是药物，抗感冒中药也不能预防感冒。

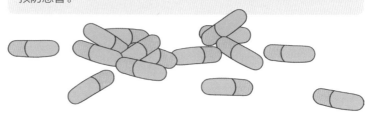

儿科医生李爱科
贴心叮嘱

看感冒次数知道孩子免疫力

家长可观察孩子一年感冒的次数，来看看孩子免疫系统是否异常。

0~2 岁：一年最多感冒 7 次。

3~5 岁：一年最多 6 次（注：2 次感冒时间相差 1 周以上才能算 2 次感冒）。

如果超出上面的标准，或者上面各年龄段患支气管炎或肺炎的次数一年分别超过 3 次、2 次，就可以诊断孩子是反复呼吸道感染，那就要仔细检查发病原因了。

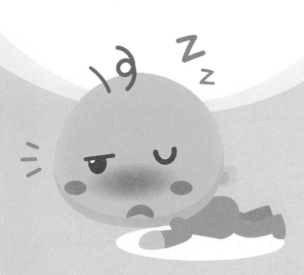

第**3**章

不同类型的感冒
如何应对

孩子感冒外寒阶段，取嚏、泡脚就行

当身体受到病毒侵袭时，我们的皮肤、汗毛、腋毛、头发等最先有反应。中医认为，肺具有宣发的功能，如果肺气弱了，动力不足，营养物质就难以送达全身，而肺主皮毛，自然体表就无法得到滋养，那么皮肤就会出现问题。

所以，寒邪一旦侵袭到肺，我们就会感觉皮肤发冷、发紧、怕风等。那么孩子是如何表达自己受到寒邪侵袭的呢？

 对于大一点的孩子 ▶ 家长平时要让孩子感知天气变化后皮肤的感觉，这样孩子感冒后，能准确说出自身感受。

对于小一点的孩子 ▶ 孩子无法表达受寒的感觉，家长可以通过摸孩子的手和脚，如果手脚冰凉，那么寒邪就侵袭到皮毛了。

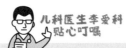 儿科医生李爱科贴心叮嘱

恶寒和畏寒的区别

怕冷有恶寒和畏寒的之分。恶寒是寒邪入侵导致的，多在外感病初期，即使多穿衣服、多盖被子，怕冷的情况也不会得到缓解；而畏寒多是身体正气不足或身体虚弱的人，只要多穿衣服、多盖被子，怕冷情况就会得到缓解。通常情况下，孩子身体是不虚的，所以孩子怕冷多是恶寒。

缓解感冒方法一：取嚏

将卫生纸捻成一根细细的纸条，然后伸进孩子鼻子里，刺激鼻黏膜，让孩子持续打喷嚏，流出来的全是黏液，打完喷嚏后，上焦气机顺畅了，身体会微微出汗，寒邪也随之排出，感冒自然就好了。

缓解感冒方法二：泡脚

泡脚可以疏通人体的脾经、肾经、膀胱经、肝经等多条经络，人体经络畅通，自然就不生病或少生病。而孩子刚刚感冒时，就用温水或泡洗方（取艾叶20克，金银花2克，大青叶20克，荆芥2克，煎水泡脚，能缓解感冒）给孩子泡泡脚，可以帮助孩子很好地驱寒，调理感冒。

这样做 孩子不感冒 不发烧

孩子感冒寒包火阶段，试试麻杏石甘汤

当孩子感冒处于外寒阶段时，家长没有及时控制，那么，外寒就会深入身体内部，与体内的正气激烈战斗，表现出热证，而体表的外寒依然存在，形成了"外寒里热"的状态，中医称其"寒包火"。

感冒外寒阶段症状不明显，很难引起家长的注意，一旦发现孩子感冒了，大多到了感冒寒包火的阶段，也就是外寒症状和里热的症状并存，孩子流清鼻涕，咳吐黄痰。

在中医典籍《伤寒论》中，医生张仲景强调了寒热错杂的情况。给出了一个经典方子：麻杏石甘汤。主要药物有：麻黄（温热的药物，能够使人发汗，可以散外寒）、生石膏（一味凉药，可以清里热）、杏仁、炙甘草。整个方子可以寒热并调。需要注意，服用前应遵医嘱。

除了流清鼻涕、咳吐黄痰外，孩子还会流绿鼻涕、白鼻涕。

当孩子流绿鼻涕时，说明外寒正与正气激烈交战，而主战场在呼吸系统，也是比较严重的热证。

当孩子流白鼻涕时，是感冒快好时，外寒又回到了体表，聚液为痰形成的，此时可以给孩子用化痰的药。

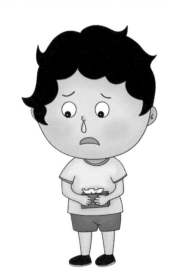

孩子流清鼻涕多是处于寒包火阶段，应对症调理

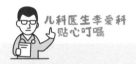
儿科医生李爱科
贴心叮嘱

密切观察孩子鼻涕变化

孩子的鼻涕会经过透明的清鼻涕、黄鼻涕、绿鼻涕、白鼻涕回到透明的清鼻涕，直到消失，代表着感冒外邪从体外侵入到身体里，然后退到体表，最终被驱赶出去的过程。所以，鼻涕的颜色是感冒的一种重要症状，家长应该密切观察孩子的鼻涕情况。

孩子感冒表里俱热，应及时就医

如果孩子感冒前两个阶段没有控制住，那么，外邪就会进入身体与正气进行交战，从而出现明显的热证，也是感冒比较严重的阶段，有如下特征：

 孩子怕冷情况减少，身体出现高烧，总感觉喝点清凉的东西才舒服。
此外，喉咙会肿、疼，尤其咽部症状明显。

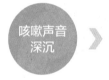 肺部症状明显，痰变成黄痰，甚至绿痰，是浓浓的一块。痰不是从嗓子产生的，而是通过咳嗽，从呼吸道排出。

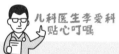 一般轻度感冒引起的咳嗽，多是咽喉部刺痒引起的。而表里俱热的咳嗽是从呼吸道深处发出，所以声音比较深沉，咳嗽时还可能伴有胸痛等。

如果孩子感冒出现上面三种情况，应及时就医，以免耽误缓解最佳时机。

儿科医生李爱科 贴心叮嘱

孩子感冒打喷嚏时，尽量不要吃抑制喷嚏的药

当孩子受寒感冒时，会打几个喷嚏，此时家长要注意了，这说明寒邪开始侵犯孩子身体了。如果我们不及时处理，可能身体自己处理，也就是正气前来"救驾"；也可能正气抵挡不住外寒的进攻，喷嚏不断，最后感冒加重。

此时，不建议给孩子吃抑制喷嚏的西药，因为它们主要是阻断神经传递，让身体麻痹，停止打喷嚏。事实上，打喷嚏是身体一种本能的排病方式，此时不但要打喷嚏，还要多打，否则神经麻痹后，身体可能会不知道反抗，最终只会把外寒留在体内。

孩子感冒反复阶段，试试熏鼻

当孩子平安度过表里俱热阶段时，孩子不发烧了，剧烈反应也消失了。很多家长就认为对抗感冒的战斗结束了。其实不然，外邪从体内清除出来，但又回到了体表，重返外寒阶段了，此时更应该提防感冒反复。

家长会发现，孩子除了鼻音重、说话瓮声瓮气、流清鼻涕、偶尔打个喷嚏外，没啥感冒特殊症状。实际上，此时孩子的感冒并没有完全好，如果不加处理，很容易再次反复，应该引起家长的高度重视。

在此阶段，家长可以采取温暖经络的方法来给孩子调理。熏鼻是一个不错的选择！

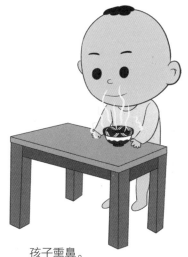

材料： 防风、荆芥、白芷、辛夷、苏叶各 3 克（白芷和辛夷可请药店工作人员捣碎）。

做法：

1. 将上述药材放入锅里，加入 2 杯水，盖上锅盖，开锅 2~3 分钟关火。
2. 倒入碗中，让孩子将头搁在离碗上方半尺远的位置，熏蒸 10 分钟即可。

孩子熏鼻。
孩子熏鼻时，家长要在旁边监护，以免发生烫伤。

温馨提醒：药汁凉了可以温一下。

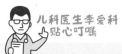

儿科医生李爱科
贴心叮嘱

孩子感冒反复阶段口腔或口角容易起疱

孩子感冒反复阶段还可能出现口腔或口角起疱，可表现为数个或十几个灰色小水疱，周围有红晕，破了后会形成溃疡，这多是孩子感染了疱疹病毒的原因。

孩子感染疱疹病毒后，身体的免疫力会清除大部分病毒，但仍有少数会潜伏下来，以后受凉、抵抗力下降时，此病毒可复发。所以，一旦感染了此病毒最好就医调理。

孩子感冒快好时仍有寒咳，烤橘子效果不错

孩子感冒快好时仍有寒咳，这多半是孩子阳气不足，尤其是脾胃阳气不足，难以清除体内残余的寒邪。此时，烤橘子和苏叶橘红饮是止咳不错的选择。

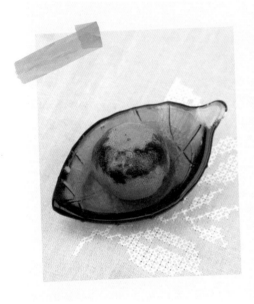

烤橘子

材料： 橘子（微微发红好一点）1个。

做法：

1. 用筷子插进橘子，放到炉火上烤，烤至橘子全部变黑。
2. 把橘子拿下来放温，剥开让孩子吃里面的橘子肉即可。

温馨提醒：建议孩子每次吃1个，每天吃2次，但具体要根据孩子的年龄和胃口来决定；橘子皮颜色变黑即可，不要烧成炭。

儿科医生李爱科
贴心叮嘱

橘子肉中药性成分更强

烤橘子时，我们会看到橘子表面接触火焰的地方，有像喷发的小火苗从橘子表面升起，其实，在橘子里面也有这样的多种喷发。因为橘皮里的药性成分蒸发到橘子肉上了，而孩子喜欢吃橘子肉，虽然有点苦，但总比药物好吃多了。

烤橘子、苏叶橘红饮的主要成分都是橘子。中医认为，橘子的皮分成两种药性，带里面白色橘络的是陈皮，能和中理气、化痰止咳；把里面白色的肉刮掉，烘干，是橘红，性温味辛、苦，归肺、脾经，可散寒燥湿、利气消痰，对风寒咳嗽等效果不错，所以，烤橘子和苏叶橘红饮对孩子止咳效果好。

孩子感冒快好时仍有热咳，
吃点川贝炖梨

上一节介绍了孩子体内有寒邪的调理方法，那如果孩子体内残留邪热怎么办？
孩子感冒快好时仍有热咳的表现：

判断依据	症状表现
痰	没什么痰或者少痰，且很黏稠，常常是干咳
舌、大便、手脚、尿	舌质发红，大便干燥，手脚容易发热，尿黄等

此时，可以吃点川贝炖梨，对止咳有很好的作用。

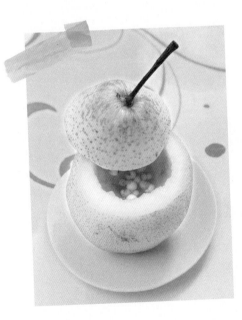

川贝炖梨

材料：川贝粉3克，白梨1个。

做法：

1. 将白梨上端切开，挖去梨核，将川贝
   粉放入里面，然后盖上上端。
2. 将白梨放入碗里，加些水，放入蒸锅
   蒸30分钟左右。
3. 把碗拿出放温，吃梨喝汤。

*功效：川贝性凉，味甘、平，归肺、胃
经，可润肺止咳、化痰平喘、清热化痰，
再加入润燥的梨，效果更好。*

需要特别提醒的是，孩子感冒后残留寒邪的居多，残留热邪的少，除非这个孩子
体质偏热，或者上火了，或者天气燥热等，否则很少用到这个方子。当孩子感冒后身
体残留寒邪，可以吃烤橘子（见第48页）、用苏叶煮水（见第51页）泡脚来去寒邪。

孩子感冒后寒热交叉咳嗽，可吃花椒炖梨

孩子感冒后，身体并不是处于一个明确的寒或热的状态，而是寒热交叉，也就是寒与热并存的状态。此时，可以试试花椒炖梨来调理。

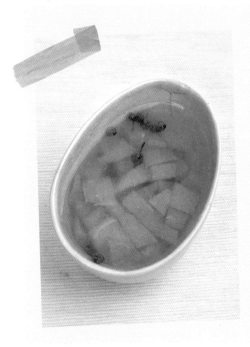

花椒炖梨

材料：雪梨1个，花椒30粒，冰糖10克。

做法：

雪梨去核，切小块，放入花椒、2杯水、冰糖同煮10分钟即可。

温馨提醒：孩子喝汤，每天早晚餐后各饮1次，量具体问题具体分析。

功效：花椒性热味辛，能温中散寒，振奋阳气，祛除外寒；雪梨能凉润，既可以缓解花椒的温燥，保护津液，又可以润燥止咳。两者搭配食用，一凉一热，寒热同调，效果不错。

此外，还可以给孩子按按摩，也能缓解感冒后寒热交叉咳嗽。如擦揉肺俞穴、分推肩胛骨、按揉膻中穴等。

儿科医生李爱科贴心叮嘱

试试生姜红糖大蒜水

温热的生姜红糖水可以驱寒，因为伴有咳嗽加1~2瓣大蒜一起煮开，再转小火煮10分钟，去掉蒜的辣味，让孩子每天喝2次，每次15毫升，对缓解感冒后寒热交叉咳嗽有好处。

孩子感冒流清涕、鼻塞，苏叶熬水喝或泡脚

生活中，孩子每天都会接触大量的感冒病毒，但没有必要害怕，因为孩子身体是能抵抗这些病毒的。只有孩子抵抗力差、体温变化大的时候，身体的防御系统才会紊乱，难以抵抗感冒病毒，那么孩子就会感觉发冷、流清鼻涕、打喷嚏等，这是机体要防御病毒，但又无能为力的表现。我们应该动员孩子的身体防御体系，振奋体表的机能，此时，任何能使经络温暖起来的方法都是不错的。而苏叶就是一味能使孩子身体温暖起来的药物。

《药品化义》中记载：苏叶性味辛温，有发表、散寒、理气、和营的作用，可用来缓解风寒，驱逐邪气。

所以，当孩子感冒流清涕、鼻塞时，可以使用苏叶。

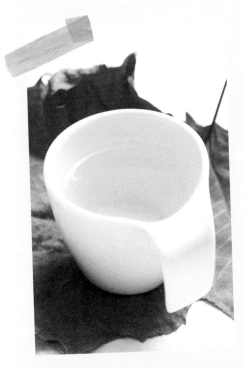

苏叶生姜水

材料： 苏叶 3 克（5 岁左右），生姜 5 克。

做法：

1. 苏叶、生姜洗净放入锅里。
2. 倒入 2 茶杯水，盖上锅盖，大火煮沸，改小火煮 3 分钟，关火后再闷 7~8 分钟即可。

温馨提醒：苏叶熬煮时间不要过长。也可以用开水泡；服用苏叶前，要让孩子吃点东西，否则元气不足，难以发汗；喝完苏叶水，孩子感觉身上热了，微微出汗，可以停服，随后感冒流清涕、鼻塞症状会得到缓解，这是因为苏叶刺激了气血运行，身体中的正气，控制住了外邪。

孩子感冒后，
眼部症状要对症调理

眼屎多，滴点眼药水

感冒后，由于鼻腔和眼部之间有鼻泪管，而上呼吸道感染后，鼻咽部会因一些分泌物而堵塞，另一侧眼部也会被堵起来，所以会出现一些分泌物。此外，上呼吸道感染后，眼部也会出现一些炎症，如结膜炎或者眼部分泌物增多的症状。此时，家长可以给孩子滴点眼药水来缓解眼部不适。

眼睛发红，小心结膜炎

孩子感冒后眼睛发红可能是发热引起毛细血管扩张导致的，体温恢复正常后就会好转。也有可能是因为孩子发烧后并发结膜炎了。

结膜炎是一种接触传染性疾病，易反复感染和传播，危害较大，如果不及时缓解，可能会波及角膜、影响视力甚至导致其他眼病。

如果是发热引起毛细血管扩张导致的眼睛发红，可以多喝点温水，尽快调理好感冒，等感冒好了，眼睛也就不红了。

如果感冒并发了结膜炎，除了及时就医外，日常生活还应注意以下几点：

1 **准备专用毛巾**
孩子使用的毛巾要与其他人分开，每次使用后要用开水煮5~10分钟进行消毒。

2 **冷敷眼部**
家长可以用冷毛巾或冷水袋给孩子冷敷眼部，切记不可热敷，否则会使眼睛局部温度升高，血管扩张，导致分泌物增加，加重症状。

3 **给孩子滴眼药水**
具体方法：先安抚好孩子，让孩子仰卧，这样可以保证眼药水在结膜内多停留一会儿。此外，关于滴眼药水的次数一定要遵医嘱，不可擅自减少，否则会影响眼药水发挥作用。

夏天孩子发烧、舌头发红，不妨试试三豆饮

夏天的时候，当孩子有了热证，不妨试试三豆饮。

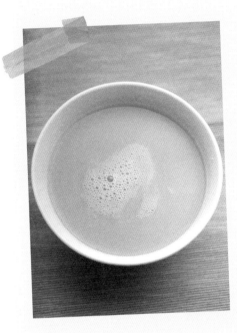

三豆饮

材料： 黄豆、绿豆、赤小豆各250克，白糖适量。

做法：

1. 黄豆、绿豆、赤小豆洗净，浸泡1天。
2. 将泡好的豆子混合磨成浆，加适量水煮沸，加白糖调味即可，每天2次，早晚温热服用（量根据孩子的情况来决定）。

功效：绿豆有清暑热的作用；赤小豆可利小便，可将外邪往外导；再配上健脾的黄豆，调理脾胃之气，三者搭配服用，清暑热、利小便，对缓解夏天热证有辅助作用。

**儿科医生李爱科
贴心叮嘱**

夏天孩子感冒引起的疙瘩、舌头红，金银花露是不错的选择

夏天孩子感冒引发疙瘩、舌头红时，可以喝点金银花露来解外感过后的热毒。

金银花露是金银花蒸馏而成的，药性平和，能清热解毒，对夏天孩子感冒引起的各种疙瘩，效果非常好。需要提醒的是，金银花露喝一两天，毒解了就可以，不宜多喝。

孩子感冒拉肚子，预防脱水是关键

孩子感冒后并发症很多，而感冒后拉肚子就是比较常见的一种。孩子感冒需要多喝水，孩子拉肚子也需要多喝水，以此预防脱水，所以喝水是关键。

及时补充水分

母乳喂养的孩子继续坚持母乳喂养；人工喂养的孩子，可以适量补充一些水；已经可以吃饭的孩子要多喝水，但无论是哪种情况，都不要禁食，否则饥饿感会加速肠胃蠕动，导致拉肚子次数增加。

口服补液盐

建议孩子每次排完稀便后，都要补充一定量的补液盐（可以从药店直接购买），一直喝到拉肚子停止。

月龄	补液盐量
<6个月	每次50毫升
6个月~2岁	每次100毫升
2~10岁	每次150毫升
10岁以上	能喝多少就给喝多少

如果在家中调养，在尽可能补水的情况下，孩子4小时内仍没有排尿，甚至出现哭时少泪、口腔干燥等情况，应及时到医院就诊，通过静脉输液纠正脱水。

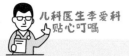

儿科医生李爱科贴心叮嘱

孩子饮食以淀粉类为主

为减轻消化道负担，孩子饮食应以淀粉类食物为主，如小米粥、大米粥、面糊等。拉肚子停止后，可给孩子补充因拉肚子损失的营养。同时，对孩子的食物要严格把关，餐具及玩具要经常消毒。进食生冷食物要慎重，水果饭后半小时食用为宜。

雾霾天孩子易患寒湿感冒，
藿香正气水有奇效

冬季出现雾霾天的时候，雾霾是湿，加上天气又冷，合起来就是外寒湿，而现代人脾胃不足往往导致内寒湿，内外寒湿合在一起，孩子就容易患寒湿感冒。因为湿气能阻断经络运行，就好比私家车占用了消防通道，当发生火灾的时候，消防车就过不去，此时，祛湿变得非常重要，藿香正气水是不错的选择。

有家长可能会问，为什么藿香正气水对孩子寒湿感冒有效呢？因为藿香正气水中有很多芳香燥湿的药物，可以振奋阳气，祛除寒湿。此外，藿香正气水对上焦也有效，所以对改善孩子发烧头疼效果很好。

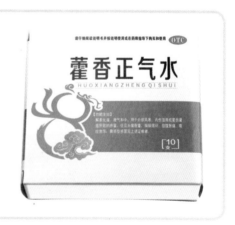

具体方法：

将藿香正气水沾湿棉球，贴在孩子肚脐上，然后用四周有黏性的创可贴覆盖，这样药物可以直接通过肚脐作用于体内。

此外，如果看到外面是雾霾天，可以用藿香正气水给孩子泡脚或者兑水洗澡等，对预防孩子寒湿感冒效果也不错。

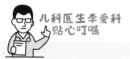

儿科医生李爱科
贴心叮嘱

家里可以准备净化器和加湿器

如果有条件的家庭，可以安装空气净化器，它能过滤掉空气中的部分颗粒物，提高室内的空气质量，有利于感冒康复。但需要提醒的是，在使用空气净化器时，要注意定期更换过滤网、滤芯等设备。此外，孩子在家休息时，可以打开加湿器，增加空气湿度，使漂浮的颗粒物易于降落和吸附在地面，减少孩子的吸入，还能缓解孩子感冒引起的不适。

孩子胃肠型感冒，以护胃止呕、解痉止痛为主

孩子拉肚子、呕吐、腹痛……一旦有这些症状，很多家长会认为得了急性胃肠炎，这并不完全正确，很有可能是胃肠型感冒初期症状。

胃肠型感冒可以说是感冒的一种特殊类型，大多是由一种叫"柯萨奇"的病毒经口或经呼吸道感染引起，有时还伴有其他一些细菌的混合感染。患儿会出现感冒的典型症状，如咽喉痛、鼻塞、流涕、咳嗽、咳痰、发热和全身酸痛等，但同时也会出现与急性胃肠炎一样的消化道症状，如腹泻、腹胀、呕吐等。

轻微的胃肠型感冒可以在一周内自愈，但若胃肠道症状明显，有发热、脱水等较重表现的患儿应该尽早就医。

胃肠型感冒多是病毒感染所致，所以用抗生素是没有作用的，应该以护胃止呕、解痉止痛为主。

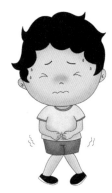

孩子肚子痛、拉肚子等不一定是肠炎，也有可能是胃肠型感冒，家长应注意区分

注意养胃和止呕

一旦确诊孩子为胃肠型感冒时，可以考虑给孩子吃点粥、面条等易消化的食物来养胃，还要注意少吃多餐，避免进食油腻和带有刺激性的食物，促进孩子肠胃的恢复，对胃肠型感冒康复有好处。

孩子有呕吐的情况时，主要是保证充足的水分和电解质的摄入量。可以给孩子服用止吐药物，服用止吐药30分钟后，可以给孩子口服补液盐（可以去药店购买）。每次可以喝5~10毫升（每次量一定要少），每隔5~10分钟喝一次，既可以摄入水分和电解质，还可以减少呕吐的发生。穴位贴敷双侧内关穴、双侧涌泉穴也是一个不错的选择。

如果孩子呕吐不能进水或喝了就吐的话，应考虑给孩子静脉输液来补充液体。

解痉止痛

如果孩子出现肠痉挛的情况，可以用热毛巾或暖水袋热敷一下腹部，也可以穴位贴敷神阙穴或用粗盐50克、小茴香50克加热，隔衣服外敷肚脐，以缓解痉挛情况。腹痛严重的可以服用止痛药来缓解。

冬夏季节孩子突然发热，喝点乌梅白糖汤

每年到了冬季、夏季，就会听到一些家长说自己家的孩子会突然出现发热的情况。这种发热往往不是受寒引起的。当孩子发热后，可能会嗓子疼，也可能会小便短小等，但不会出现怕冷、流清鼻涕等症状，这种发热如果发生在冬季，中医叫"应寒反热"，意思就是：本来应该寒冷天气，突然反常变得很热，结果就会导致人体失调。

第一，冬天天气寒冷，身体不需要很多津液运行，但孩子突然发热，会大量出汗，身体难以适应这种突然的热，就会使津液变少，防御部队达不到防御位置，引起外邪浸入。

第二，夏天天气炎热，孩子身体出了大量的汗，往往导致津液不足，而此时防御部队达不到防御位置，也会引起外邪入侵，进而导致孩子发热。

所以，不管是冬季还是夏季，孩子突然发热都与津液不足有关。孩子的主要症状是小便短小，也就是孩子尿量很少，体内津液不足了。

为了补充孩子的津液，可以尝试给孩子喝点乌梅白糖汤。

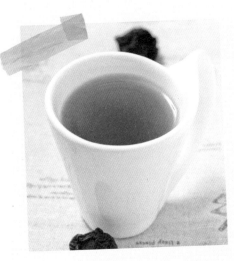

乌梅白糖汤

材料： 乌梅 4 个，白糖 10 克。

做法： 乌梅放入锅中，加入白糖和适量水，大火煮开，小火煮至乌梅软烂即可。

功效：单纯喝水补津液的效果并不好，根据中医的酸甘化阴原则，加点乌梅，可以迅速把液体变成津液，进入到身体，让体内的防御部队快速运行，将外邪顶出去。

当夏天天气炎热或冬天天气寒冷，但突然又热的时候，孩子出现突然发热，嗓子疼、尿量少的时候，给孩子喝点乌梅白糖汤效果很不错。

孩子感冒因寒邪而头痛，喝葱白豆豉汤比吃药效果好

当孩子感冒是因寒邪而头痛时，可以喝些葱白豆豉汤，效果比吃药还好，这主要源于大葱的作用。

清代《医林纂要》作者汪绂认为：

1. 葱的部位不同，作用也不同。

2. 葱的使用方法不同，药效也不同。

葱的部位	作用
葱的全身一起用	通行全身之气
葱根和葱白	通行肌肤之气
青色的部分和葱头的尖儿	上行通头目之气

葱的使用方法	不同的药效
生吃	通畅身体外部气血的作用
泡热水喝	发汗散寒的作用
做熟吃	补益体内的脏腑中焦

金元时期易水学派的创始人张元素认为：葱可通阳气，在孩子感冒因寒而头痛时，喝葱白汤效果好于吃药。那么，孩子感冒因受寒头痛时，该如何使用葱白呢？

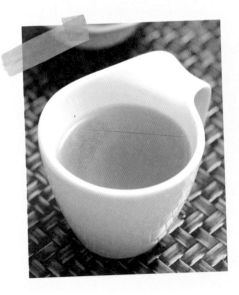

葱白豆豉汤

材料：1棵大葱的葱白，淡豆豉（药店可以购买）3克。

做法：

1. 大葱的葱白（最好带着葱须）洗净，切成小片，放入锅里。
2. 淡豆豉放入锅里，加入2杯水（约200毫升），盖上锅盖，大火煮开，小火煮5分钟。滤掉葱白，放凉给孩子喝即可。

孩子感冒后是咽痛还是喉痛，要区分开

孩子感冒后，会经常说嗓子痛，这说明热毒聚集在咽喉部了，正邪在此进行激烈交战，所以才会咽喉痛。实际上，咽和喉是两个不同的部位，咽在上面，位置偏后，喉在下面，位置偏前，如果孩子感冒后感觉咽喉痛，家长应该教会孩子准确说出疼痛位置，因为咽和喉的疼痛是不一样的。

咽痛，通常见于扁桃体炎

咽痛多见于我们常说的扁桃体炎，在两腮之下，疼痛时，孩子可能会觉得连着鼻子末端都在痛，去医院检查，多为细菌感染。如果孩子是这种情况，建议及时就医，以免耽误治疗。

医生一般会用一些清热解毒的药物，如连翘、双花等，还会加点清利的薄荷叶。孩子在接受医生治疗时，可以给孩子泡点薄荷茶作为辅助调理。

喉痛多发展快

孩子喉结部位痛，在吞咽口水时更痛，这种情况多发生在冬天，也就是受冷风后，寒邪入里生热所致。发展快是最大的特点。

针对这种情况，中医喉科泰斗耿鉴

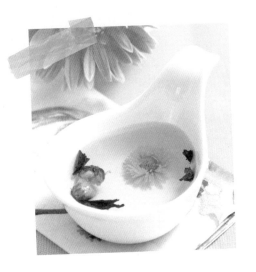

薄荷茶

材料： 菊花6克，薄荷3克，冰糖适量。

做法： 将上述食材用开水冲泡，放入冰糖调味，可以起到辅助调理的作用。

庭老先生用散火去毒的思路，提出了一个方子——丹栀射郁汤来缓解咽痛。方子里有牡丹皮、栀子、射干、郁金、赤茯苓、枇杷叶、甘草，如果你的孩子咽痛，可以咨询医生是否可以服用，具体用量请遵医嘱。

孩子感冒可诱发中耳炎

很多家长有这样的疑问：

孩子感冒就医，在检查时却发现孩子得了中耳炎？

其实，感冒与中耳炎之间是相互联系的，家长应该高度重视。

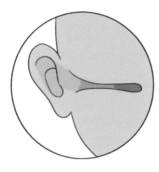
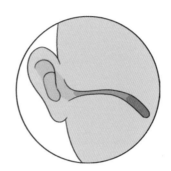

儿童的咽鼓管　　　　　　　　　　成人的咽鼓管

　　孩子中耳的咽鼓管与成人相比，比较短、窄，且位置相对水平，所以，孩子中耳特别容易有液体堆积，进而滋生细菌。

　　随着孩子的逐渐长大，孩子中耳的咽鼓管也会慢慢长长，且趋向垂直，这样耳朵里进去的液体就会自己流出来。但孩子和成人还是有区别的：如果成人耳朵里进水了，可以通过甩头或掏耳朵的方法将水弄出来，但对于小孩子，如果家长给孩子洗澡时，不小心将水弄进孩子的耳朵里，孩子除了哭闹表示不适外，是没有其他方式的，而此时孩子的哭闹还常常被妈妈们误以为是其他的意思，很少能往孩子耳朵里进水这一方向去考虑。

　　咽鼓管是连接中耳和咽喉后部的管道。当孩子感冒时，他的咽喉管可能发生了堵塞，一堵塞就容易让液体和细菌滞留在中耳部位，而这正是急性中耳炎发生的原因。再加上前面描述的一些情况，孩子感冒时患中耳炎的概率是很大的。

　　所以，孩子的很多情况是妈妈们无法想到的，如果孩子出现了和平时感冒异常的情况，如哭闹比之前猛烈、高热不退、搓鼻子、揉眼睛、小手揪耳朵等，家长应该引起高度重视，必要时及时就医诊治。

孩子中耳炎家庭护理注意事项

1.孩子中耳炎多数由感冒引起的，所以，预防孩子中耳炎，必须降低孩子感染感冒病毒的概率。

2.缓解孩子中耳炎重要的方法是耳道内滴药，但滴药之前需要注意两点：

（1）是否有脓液，如果有应先用3%的过氧化氢清洗耳道再滴药。

（2）扶好孩子的胳膊和腿。

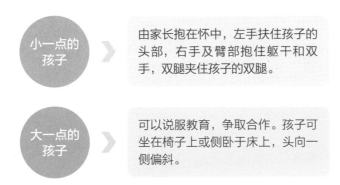

| 小一点的孩子 | 由家长抱在怀中，左手扶住孩子的头部，右手及臂部抱住躯干和双手，双腿夹住孩子的双腿。 |
| 大一点的孩子 | 可以说服教育，争取合作。孩子可坐在椅子上或侧卧于床上，头向一侧偏斜。 |

固定好孩子后，要保持外耳道有一定的倾斜度，所以滴药前应将耳道拉直，使药液顺利流入。特别是1岁以内的孩子可向下拉直耳垂，大一点的孩子应向后上拉耳郭，滴药后用手指轻轻按压耳屏，促使药液流入鼓膜区，然后让孩子侧卧，待药液深入耳内组织后再活动。

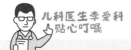

儿科医生李爱科
贴心叮嘱

采用正确的擤鼻涕方法

擤鼻涕方法不正确也可导致中耳炎。有的家长擤鼻涕时往往用两手指捏住宝宝的两侧鼻翼，用力将鼻涕擤出。这种擤鼻涕的方法不但不能完全擤出鼻涕而且可能引发疾病。如果两侧鼻孔都捏住用力擤，则压力迫使鼻涕向鼻后流出，到达咽鼓管后反流至中耳内，从而诱发中耳炎。

因此应提倡正确的擤鼻方法：用手指按住一侧鼻孔，稍用力向外擤出对侧鼻孔的鼻涕，用同法再擤另一侧。如果鼻腔发堵鼻涕不易擤出时，可先用生理盐水滴鼻，或者生理海水鼻腔喷雾剂喷鼻，待鼻腔通气后再擤。

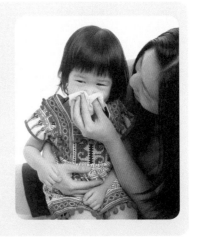

警惕感冒引起心肌炎

感冒大多源于病毒侵袭，如流感病毒、柯萨奇病毒、埃可病毒、腺病毒、疱疹病毒、腮腺炎病毒等。这些病毒中的柯萨奇病毒和埃可病毒，特别喜欢亲近心肌，在引起呼吸道炎症的同时也会向心肌发难，导致病毒性心肌炎。

心肌炎是心肌发生的局限性或弥漫性炎症，可原发于心肌，也可以是全身性疾病的一部分，不仅限于心肌受损。小儿心肌炎患者，往往先出现感冒症状，如发烧、咳嗽、咽痛、流涕、全身不适、恶心呕吐、腹痛、腹泻，有些还有关节痛、肌肉痛等，慢慢地这些症状逐渐好转或消失，而心脏异常的征象开始出现：心跳加快或明显减慢，出现停搏或者心脏跳动不规律。孩子精神萎靡、脸色苍白、无力、多汗，食欲缺乏或反复出现恶心呕吐、上腹部疼痛等；或诉说头痛、头晕、心悸、胸闷、心前区不适或疼痛等症状。严重者还可见到颜面水肿、不能平卧、气促等心脏功能不全的表现。

头晕、头痛，精神萎靡、懒散，面色苍白或发黄

全身无力，孩子不爱走路，总想让大人抱着走

关节痛、肌肉痛

心肌受损的非典型症状

动辄出汗，大汗淋漓，盗汗

叹气，嗳气，长出气，胸闷、气短

上腹部疼痛，或绵绵作痛，食欲缺乏，反复恶心、呕吐

心肌受损的典型症状家长很容易发现，但是非典型症状往往被家长忽视。家长应该时刻注意孩子的身体状况，避免延误治疗时机。

如何预防感冒引起心肌炎

清淡饮食

孩子饮食宜丰富、清淡、易于消化。多吃蔬菜、水果，可以补充维生素 C 和 B 族维生素，能增强孩子免疫力，预防上呼吸道感染，保护心肌健康；多吃豆制品、牛奶等，不吃辛辣、刺激的食物，减轻心脏负担，同时也要减少盐的摄入量。

注意休息

孩子感冒后，要注意休息，可做些轻微的运动，如走走、爬爬、晒晒太阳等，有利于提高孩子的免疫力。千万不要做剧烈运动，否则不利于孩子感冒康复，也容易诱发心肌炎。

保持环境舒适

孩子居室要保持空气清新、环境安静。通风时要防止对流，以防感冒，因为感冒会加重孩子的心肌炎。此外，不要带孩子去拥挤的公共场所，如果家里有人感冒，应隔离。

大便顺畅

家长要多给孩子吃蔬菜、水果和喝水，以保持大便顺畅。因为大便干燥、秘结时，排便就会用力，进而影响心脏泵血，有可能诱发心肌炎。

一旦孩子得了心肌炎，该怎么办

如果确定孩子因为感冒得了心肌炎，也不要特别担心，只要及时治疗，绝大多数是可以痊愈的。一般在医院治疗 3 周后就可以回家调理。回家后要卧床休息，避免劳累和运动，因为心肌炎对心脏损害的特殊性，恢复期相对较长，大概需要 3~6 个月的时间，所以家长要做到心里有数。

孩子背部暖起来，感冒好得快

中医认为，人的后背属阳，主一身阳气的督脉从后背的正中通过，足太阳膀胱经从督脉的两侧通过。因此，孩子遭遇寒邪时，如果能让后背温暖起来，那么阳气充足，身体抵抗力增强，感冒自然就好得快。那么有哪些方法可以让孩子的后背温暖起来呢？

方法一：暖气贴背

北方的暖气也是暖背的好工具。可以先让孩子喝碗热粥，然后把后背贴在暖气上，过一会儿孩子身体就暖和起来了，自然就可以将寒邪祛除。家里有地暖的，可以让孩子躺在地板上，也可以让身体暖和起来，自然也可以祛除寒邪。

方法二：电吹风暖背法

当孩子刚刚受寒，手头又没有合适的药物时，可以试试电吹风暖背法祛除寒邪。具体方法：

将一块毛巾铺在孩子大椎穴上（当我们低头，后颈部最突出的那块骨头下面凹陷处就是大椎穴位置），然后打开暖风吹毛巾，要沿着督脉上下缓慢移动（不要集中一个点吹，以免烫伤孩子），当孩子感觉温暖了，就会微微出汗，自然寒邪就排出去了。

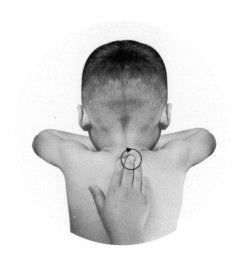

方法三：热水袋暖背法

如果孩子受寒了，总感觉冷冷的，还打喷嚏，可以准备一个热水袋放在离孩子后背半尺远的地方（最好放在后背上部和脖子附近，但不要贴到皮肤，以免烫伤），也就是肺俞穴和大椎穴之间的位置。这样热气会不断传到孩子后背，进而温暖经络。当孩子微微出汗时，寒邪就被祛除了（需要注意，做之前给孩子喝点稀粥，才容易发汗）。

应对反复感冒，
一分预防胜过十分缓解

生活中经常会看到这样的孩子：

动不动就感冒发烧；

上一次咳嗽刚好没两天又开始流鼻涕，鼻涕流个不停又咳个没完；

每一次幼儿园或者学校有小朋友感冒，他似乎总是躲不过；

感冒后三天两头去医院，多数情况下被输液

……

遇到有上述不适的孩子，不但孩子饱受折磨，家长也是身心俱疲。其实，上述孩子情况属于反复呼吸道感染。

对于儿童反复呼吸道感染，医学上有明确的定义：

7 岁以下的儿童一年感冒超过 7 次，7 岁以上的儿童一年感冒超过 6 次，都可算作反复呼吸道感染。

感染的部位如果在上呼吸道，就会表现出感冒症状。

孩子反复感冒除了与先天的体质有关外，还与家长日常护理的误区有关。

古人讲"上医治未病"，也就是防病胜于治病，如果家长们对孩子的日常护理多加留心，也会成为孩子最好的医生。

丙种球蛋白和抗生素不可随便注射

丙种球蛋白是一种由健康人血浆分离提取并经过病毒灭活处理的免疫球蛋白制品，算是血液来源的生物制品。而生物制品是很容易导致严重过敏反应的一类药品。此外，一旦制造这种药品的血浆受到污染，那么，注射后感染传染性疾病的概率大大提高。临床上，对丙种球蛋白的使用非常严格，仅限用于某些严重疾病的缓解，如免疫缺陷病、严重创伤感染、败血症等。所以，给孩子注射丙种球蛋白，既可能扰乱孩子正常的免疫功能发育，还可能出现新的免疫性疾病。因此，不要随便给孩子注射丙种球蛋白。

有些家长把抗生素当成灵丹妙药，随便给孩子用，甚至认为抗生素可以提高孩子的免疫力。其实，前面已经说过，孩子的感冒大多是病毒性的，只要多休息、多喝水，7天左右就能自愈，根本不需要抗生素，关键是抗生素根本没有效果。

远离感冒病毒，这样做

普通感冒没有办法通过注射疫苗来预防，因为引起普通感冒的病毒太多，而且普通感冒病毒的毒性不强，不至于造成严重并发症。但是，流感是可以通过注射流感疫苗来预防的（接种方法、时间等详见本书18~19页）。远离感冒病毒可以这样做：

1 〉 普通感冒会通过咳嗽咳出去或喷嚏打出去的飞沫进行传播，也可以通过接触患儿用品感染。所以，在感冒流行季节，家长要少带孩子去公共场所，以免交叉感染。

2 〉 如果自己感冒了或者孩子感冒了，要给自己或孩子戴上口罩，以免感冒病毒传播。

3 〉 家长不仅要勤给孩子洗手、给孩子衣服消毒，还要注意个人卫生，下班回家，先去掉外衣、漱漱口、洗洗手等，然后再与孩子接触。

如果孩子烧退了，建议在家休息1周，让身体完全康复再去幼儿园或学校，以免再次发生交叉感染，出现反复感冒的情况。

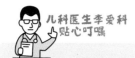
儿科医生李爱科
贴心叮嘱

警惕感冒发热后的并发症

孩子在发热痊愈后2周，有必要到医院检查心电图和尿常规，以防止孩子因感冒发热引起心肌受损及肾病的发生。

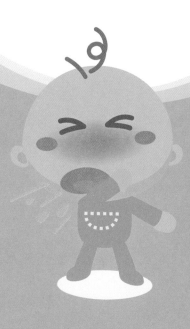

第**4**章

孩子发热，
什么方法效果好

孩子发烧是好事还是坏事

孩子发烧是每个妈妈育儿过程中难免遇到的问题。民间流传："孩子发烧一次长高一次""没有不发烧就长大的孩子"，通俗的说法包含两层含义：第一孩子发烧很常见；第二孩子发烧不见得就是坏事。话虽这么说，但作为妈妈，面对发烧还是难免担心。当然，有些焦虑也是人之常情，但面对发烧，妈妈最应该做的是冷静处理，给孩子更多的呵护和照料。那么，为什么发烧不一定是坏事呢？要想了解这个问题，下面我们详细说说发烧的方方面面。

孩子的正常体温是多少

因为孩子新陈代谢旺盛，体温调节中枢发育尚未完善，所以，孩子体温（腋温）在 36～37.3℃这个范围内波动属于正常。既然是波动，那么孩子正常体温就不是在某一个固定值上。比如：孩子在吃奶或运动后，体温可能略微偏高一些。孩子如果精神状态好、看上去很高兴且没有什么不适，休息一会儿体温能下降，那么暂时的体温"超出正常范围"也算正常，不能算是发烧。

孩子发热的利与弊

孩子发热是所有家长最担心的事情，所以，退热剂就成为家里必备药。只要发现孩子有点发热就立马给用上退热剂，恨不得马上就把孩子体温降下来。但孩子发热真的这么可怕吗？发热又有哪些利与弊呢？

发热：保护人体健康的卫士

现代医学研究证实，发热是许多疾病初期的一种正常的防御反应，能增强机体的抗感染能力，抵抗一些致病微生物对身体的侵袭，最终达到保护身体健康的目的。

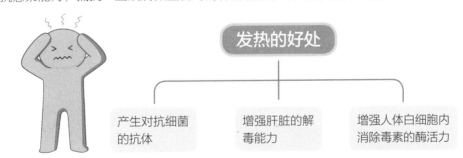

发热的好处

产生对抗细菌的抗体

增强肝脏的解毒能力

增强人体白细胞内消除毒素的酶活力

当孩子处于高热持续期时，发热的危害是巨大的，可导致体内各器官、组织调节功能失常。

高热可使大脑皮层处于高度抑制或过度兴奋状态。孩子表现最为突出。

大脑皮层状态	症状表现
高度抑制	昏睡、昏迷等
过度兴奋	烦躁不安、头痛、惊厥等

影响人体的消化功能。

胃肠道运动状态	症状表现
缓慢	便秘、腹胀、食欲缺乏等
加快	腹泻，严重者可脱水

增强人体摄入各种营养物质的代谢速度，加大机体对氧气的消耗，加重人体内器官的工作负担。

高热持续还会降低人体防御疾病的能力，增加继发其他感染的概率。

看了上面的介绍，有些家长可能糊涂了，孩子发热到底是好事还是坏事呢？其实，如果从孩子发热不舒服的角度来说，发热不是好事儿。但从发热能调动孩子体内免疫功能，尽最大努力消灭侵入人体导致发热的病菌，加速免疫系统的成熟来说，发热是好事儿。

如果孩子出现发热，家长要做什么呢？首先，尽可能减少孩子的不适感，可以多给孩子喝点水，保证孩子排尿排便。其次，将体温控制在37.5~38.5℃，促进免疫系统成熟。需要特别注意，千万不要将孩子的体温降至太低。

所以，孩子发烧不一定是坏事。

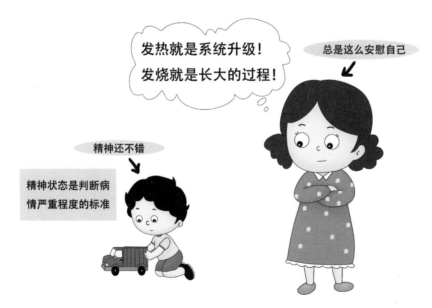

是否可根据发烧温度判断疾病严重程度

回答这个问题之前，我们先来看看发热按体温高低的分类：

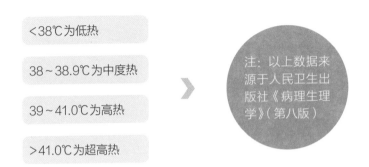

<38℃为低热

38~38.9℃为中度热

39~41.0℃为高热

>41.0℃为超高热

注：以上数据来源于人民卫生出版社《病理生理学》（第八版）

除了非常少见的超过41℃的超高热外，绝大多数情况下，发热本身不会对孩子的身体造成伤害。

所以，体温高低与病情轻重并不完全相关。有些孩子，接种疫苗或者轻微的感染可能出现高热，而有些孩子病情虽然严重，也可能体温不高。

其实，孩子精神状态远比发烧度数更能准确反映病情轻重。例如2岁半的孩子发烧到39℃，但他能吃、能玩、能睡，和平时生活没有两样，孩子有这些表现的时候就没有必要一发烧就去医院。但年龄小于6个月的孩子，如果发烧伴有没有精神或烦躁不安、不愿意吃奶、呼吸快于平时等，家长应该谨慎处理。因为孩子年龄小尤其是新生儿，即使只有一点点发烧，也可能病得很严重，但家长又难以判断，此时应该及时就医，采取针对性的处理。

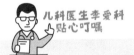

儿科医生李爱科
贴心叮嘱

孩子发烧，家长应冷静处理

生活中有些家长，看到孩子发烧了，就慌了神，认为孩子病情严重或者必须进行紧急处理；还有些家长认为发烧会烧成肺炎、烧坏脑子等，这些观念都是没有科学依据的，大多是没有医学常识的人对肺炎、脑炎缺乏了解，因此造成的误解。孩子发烧了，家长要冷静处理，如果孩子精神状态良好可在家物理降温，如果孩子精神状态不好或者孩子年纪在3个月以内应及时就医，以免耽误孩子的病情。

孩子发热时需要从哪些方面进行观察

观察孩子的精神状态

健康的孩子一般是好动、好说、好笑，而笑是孩子健康的标志。孩子病后的精神状态可反映病情的轻重。如果孩子发热后，能笑能玩，精神如常，说明病情不太严重。如果孩子病后倦怠、精神萎靡、表情淡漠，则说明病情有些严重，应该及时就医。

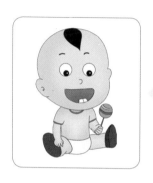

左图是孩子高兴地玩耍，右图是孩子在妈妈怀里不愿意动

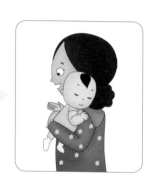

观察孩子的面色

一般来说，孩子发热时脸色潮红，但如果孩子脸色苍白或发绀，则说明病情较严重，应及时就医。

观察孩子前后囟门是否膨隆或凸起

正常的孩子在 1 岁 6 个月时前囟门完全闭合，表面是平的，如前囟门膨隆或突起，且伴有呕吐等，应及时就医。

观察孩子皮肤有无出血点

当孩子发热时，应观察孩子皮肤是否有疹子，若有则可能感染了传染性疾病。但若皮肤出现发绀或发凉，则提示可能出现了末梢循环障碍，应及时就医。

观察孩子大小便情况

发热时如果孩子有血尿或脓血便情况，且伴有腹痛，但不让人触摸，应及时就医。

观察孩子高热惊厥征兆

当孩子烦躁、兴奋，对周围的响动异常敏感，表现出恐惧的样子，要注意孩子可能抽搐，应立即脱掉一些衣服，进行物理降温，以防止高热惊厥。

体温持续超过 38.5℃ 且物理降温无效；

烦躁不安、哭闹不止、不吃不喝；

精神状态差，嗜睡或难以叫醒；

连续阵咳、痰多且深，还有憋气情况；

呼吸急促、憋喘、有喘鸣声（2 个月以下的孩子呼吸次数 ≥ 60 次 / 分；2 个月至 1 岁的孩子 ≥ 50 次 / 分；1~4 岁的孩子 ≥ 40 次 / 分）；

脉搏加快，伴有心慌、面色苍白；

4 小时以上没有尿，尿量少；

伴有其他的严重疾病；

3 个月以下的孩子；

连续发热 2 天以上。

去医院，医生可能会问的问题

当家长带孩子就医时，如果能将孩子发烧期间的详细情况说一下，这对于医生判断孩子发烧严重程度有很大的帮助。为此，总结了一些带孩子就医后医生可能会问到的问题，仅供参考。

孩子发烧多少度？

孩子发烧是从什么时候开始的？

孩子发烧是一直持续还是反反复复？

孩子上一次测量体温是什么时候？

孩子除了发烧，还有其他症状吗？

孩子退烧期间状态怎么样？

针对孩子发烧的情况，有没有采取过什么措施？

这些措施有效吗？

……

什么样的发烧不用担心：
生理性发热

虽然发烧不一定是好事，但对于孩子来讲，有一种发烧却不用担心，那就是"生理性发热"。

唐宋时期的医书中记载了孩子的这种生理性发热，并给这种现象取了一个形象的名字，叫作"变蒸"，用现在的话来说，叫"生长热"，一般只是发热，不伴有其他病症。

中医典籍《脉经》《诸病源候论》等认为，变蒸是孩子正常的生长过程，就像竹子长节一样，每到一个节点上，就会有一些变化，孩子也是一样的。

那孩子为什么会发热呢？因为孩子体内的阳气要从原来的水平升到高一阶段。

一般认为，孩子出生后，32 天一"变"，64 天一"蒸"，伴随"变蒸"出现的就是"生理性发热"，对健康并无大碍。孩子在生长发育阶段，常会出现发热但精神比较好的情况，一些家长会误以为是感冒等，其实，这可能就是变蒸。

"变蒸"和发热的区别

变蒸和疾病引起的发热是有明显区别的。

孩子变蒸时，发热持续时间不会太长，大多数一天或一天就下去，体温一般不超 38℃，而且精神状态良好，该吃吃、该睡睡、该玩玩，和平时没有什么特别的区别；而疾病引起的发热一般会伴随咳嗽、流鼻涕、手脚冰凉等症状。

孩子变蒸时，孩子会体温高一点、耳朵屁股稍凉、上唇内出现一个鱼眼大小的白色"变蒸小珠"；而疾病引起的发热会有一系列并发症。

变蒸只是孩子生长发育过程的一种生理现象，且并非所有孩子在变蒸时都有发热症状。而发热是一种症状，是很多孩子生病时身体首先出现的症状。

需要注意，孩子是正常的生理性发热时，千万不要给孩子吃抗生素或打点滴，以免伤了阳气，不用管它，孩子自然就会好了。

什么样的发烧要找医生

孩子生病了，家长首先一定要知道，什么样的情况是我们解决不了的。实际上，我们只能解决很小的一部分，所以，家长需要清楚，什么样的发烧需要找医生。

一般的发烧和拉肚子、咳嗽等一样，只是普通的症状，没什么大问题，也说明孩子体内的正气充足，但如果孩子有如下症状，就应引起家长朋友的高度注意了。

持续低烧，精神萎靡

	原来	现在
体温	正常	持续低烧 2 周以上，一直不超过 38.5℃
精神	爱说爱笑，活泼可爱	精神萎靡：躺在妈妈怀里不想动、不想说话、眼皮不愿意抬起、总想睡觉、谁碰一下就大哭起来

从孩子上述的症状来看，说明孩子的阳气已经不充足，在与邪气打仗时处于劣势。这种情况，多是因为孩子曾经伤了阳气或先天体质较弱所致。此时，应及时就医，遵医嘱帮助孩子培补阳气。

精神亢奋，角弓反张

孩子本来十分乖巧，但发高烧后，变得哭闹不停、烦躁不安、不好好吃饭、不好好睡觉、各种的磨人，甚至说胡话，如果家长遇到这种情况，应引起高度的重视。这是孩子高烧引起的亢奋状态，可能导致"高热惊厥"。

前期——坐立不安、躺着蹬腿。

治疗不及时——导致"角弓反张"现象，即头往后仰，后背向后挺，两脚绷直，就像一张反方向张开的"弓"，俗话管这种情况叫"烧抽了"。

出现上面的情况，应及时就医，在就医途中，可以掐孩子人中等穴位来镇静安神。

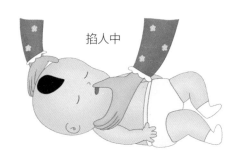

掐人中

高烧不退，诱发肺炎

说到肺炎，很多家长会认为这是西医的名词。但事实上是不会引起肺炎的。

在清代中医学著作《麻科活人全书》中已经记载了这一急症，不过名字更具体，为"肺炎喘嗽"，症状如下：

高烧不退　　胸闷喘憋　　剧烈咳嗽　　呼吸急促　　鼻翼翕动

当孩子出现上面的情况，需要张口抬肩才能正常呼吸。同时，孩子鼻腔干燥，伴有咳嗽、吐黄痰等症状，即是中医说的："肺炎喘嗽"。

而现在说的"肺炎"是西医学传入中国后，直接从"肺炎喘嗽"借用的，因此，并不是所有发烧都可能烧成肺炎，也不是所有的肺炎都是"肺炎喘嗽"，这个家长应该了解。

如果孩子出现"肺炎喘嗽"症状，应及时就医。就医途中家长需要注意两点：

1.观察病情。

2.辅助救治。

| 如果孩子胸闷喘憋、咳吐黄痰 | → | 让孩子保持侧卧位，以防痰把气管堵塞导致窒息 | → | 如果孩子高烧不退、肺中火盛 |

家长可"平肝清肺""退六腑""清天河水"（具体操作如右图）等救急

平肝清肺

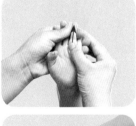

清天河水

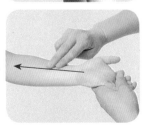

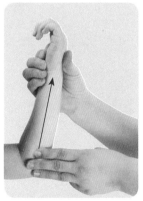

退六腑

如何区分孩子
正常的体温升高和发热

当孩子体温升高时，家长应该学会区分是正常的体温升高还是发烧。

正常的体温升高

孩子的体温容易受环境、运动、进食等多方面因素的影响，所以孩子的体温升高不一定就是异常，也就是说，体温的升高不一定就是发热。若只是短暂的体温波动，但精神状态和全身状态良好，又没有其他异常的表现，家长就不应该认为孩子正在发热。

其实，就像大人在运动后、吃饭后体温会有所升高一样，孩子哭闹、吃奶、吃饭等正常生理活动也会导致肌肉产生更多的热量，从而使体温有所升高，多在37.5~38.0℃范围内波动，但运动、吃奶后会恢复到正常体温。也就是说，不能根据孩子的体温判断是否异常。遇到这种情况时，家长应继续观察孩子的体温变化，一般不需要做特殊处理。

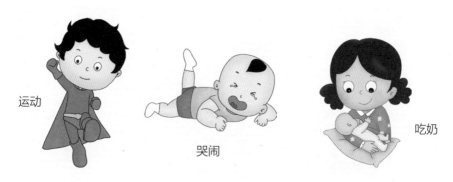

运动　　　　　　　　　哭闹　　　　　　　　　吃奶

运动、哭闹、吃奶等都会导致孩子体温升高，这些生理活动结束后就会恢复到正常体温，不必过于担心

正常人体温在一定的范围内波动：一般腋窝温度为36~37.4℃。体温超过37.5℃定为发热，俗称发烧。进一步划分为：<38℃为低度发热；38~38.9℃为中度发热；39~41℃为高热；>41℃为超高热。

异常的体温升高（发热）

体温异常升高也就是发热，与哭闹后造成的体温升高是不同的。发热时不仅体温增高，还同时存在因疾病引起的其他异常表现，如面色苍白、呼吸加速、情绪不稳定、恶心、呕吐、腹泻、皮疹等。

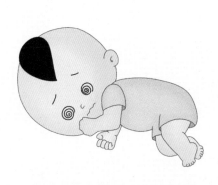

面色苍白、呼吸加速、情绪不稳

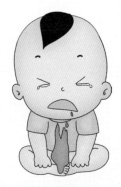

恶心、呕吐

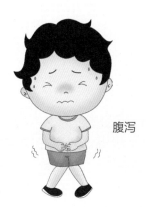

腹泻

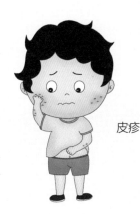

皮疹

当孩子有上面异常情况时，家长应该高度注意

由于小儿个体差异和导致疾病原因的不同，发热的表现和过程存在很大的差别。比如同样是肺炎，有的孩子只是低热，有的孩子高热达 39～40℃ ；又比如上呼吸道感染的发热可持续 2～3 天，而败血症可持续数周。发热的起病有急有缓，有的先有寒战继之发热，有的胸腹温度很高但四肢及额头发凉。所以，用手触摸四肢及额头很难察觉发热，而触摸胸腹部就会感觉到小儿发热。

到底怎样才算是发热，除了量体温外，还要仔细观察孩子的各种症状表现，既可以做到心中有数，又可以为医生提供可靠的信息。

孩子发热的三种时相和热程

一旦孩子发热，家长的忧虑和恐惧已达到了前所未有的地步，尤其害怕发热引起其他疾病，所以对退烧非常积极，似乎烧退了疾病也随之消失，在这种急切心情的影响下，对医生诊疗技术的高与低以是否能快速退烧为标准，这就导致了大家积极为孩子退烧，且退热手段五花八门，但却忽略了寻找发热的原因，这种本末倒置的处理往往会贻误孩子治疗的最佳时机。

实际上，发热不是独立的疾病，而是多种疾病所共有的病理过程和临床表现，体温的变化往往与体内疾病病程密切相关。疾病不同，热型也会不同，明白这一点有助于疾病的鉴别与诊断。一定程度上的发热有助于机体抵抗感染，消除一些致病因素，但体温升高过多、持续时间过长就会引起一些功能和代谢的改变。所以，治疗时应针对发热的原因和病情轻重采取合适的措施，比如可在治疗原发病的同时，针对发热时期不同，采取适当的退热措施，但必须符合发热病理生理特点。

发热在临床上一般会经历发热上升期、高热持续期和发热下降期三个时相。

孩子发热的三种时相

发热上升期

孩子体内产热增加，散热减少，产热大于散热，体温会迅速或逐渐上升。原来的正常体温变成了"冷刺激"，中枢收到"冷刺激"的信息，发出命令经过交感神经达到散热中枢，引起皮肤血管收缩和血流减少就会出现皮肤苍白，导致皮肤温度下降，散热随之减少。与此同时，也会命令产热器官加速物质代谢，产热会随之增加，也会产生寒战。此外，立毛肌也会收缩，皮肤就会出现"鸡皮疙瘩"。这个时期热代谢的特点和临床表现如下：

热代谢特点 ＞ 产热大于散热，体温开始上升

畏寒、皮肤苍白者出现寒战且伴有鸡皮疙瘩 ＜ **临床表现**

当体温升高到新水平时便不再继续上升，就在这个新水平上波动，也就进入了高热持续期，产热和散热达到新的平衡。此时，开始出现散热，患儿皮肤血管由收缩转为舒张，血流增多进而皮肤发红，也不再寒冷，反而因为皮肤温度高于正常而发热。当然，皮肤的"鸡皮疙瘩"也消失。由于散热增加，临床上表现：感觉酷热、皮肤发红，由于水分蒸发较多，皮肤、口唇比较干。

发热下降期

经过高热持续期，由于激活物、内生致热源（EP）及发热介质的消除，体温中枢会发出降温指令，散热明显增加，产热减少，散热大于产热，体温回到正常水平。此时，临床表现：体温下降，皮肤出汗、潮湿，严重者可能因为体液丧失过多，导致孩子脱水或低血容量性休克。

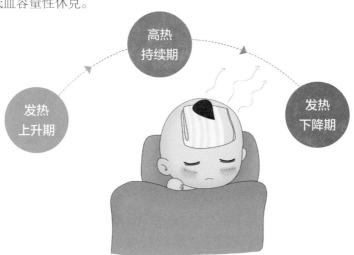

孩子发热的两种热程

孩子发热还可以根据热程分为：

急性发热

孩子发热病程在 2 周以内，有急性感染性发热、急性非感染性发热、不明原因的急性发热等。

长期发热

孩子体温升高持续 2~3 周以上，包括病因明确的慢性发热和长期不明原因的发热。家长了解了孩子的这些症状，对孩子发热才能做到心中有数。

孩子发热的常见病因

正常情况下，孩子的体温超过38℃就视为发热。其实，孩子发热前会给家长发出一些信号，如饮食减少、嗜睡、不爱动等，但多被忙碌的家长所忽视。因此，当孩子体温升高后，想当然地认为，孩子没有任何征兆就突然发热，往往使自己措手不及。

发热本身并不是一种疾病而是一种症状表现。对于发热的孩子，家长最重要的是观察，且找出引起发热的疾病。如果家长能及时、准确地发现并描述这些疾病，有利于医生对孩子病情做出快速、准确的诊断。下面我们来了解一下可能引起发热的原因。

呼吸道感染

呼吸道感染包括上呼吸道感染和下呼吸道感染两部分。上呼吸道感染俗称感冒，是孩子最常见的疾病，而下呼吸道感染包括支气管炎、肺炎等，而肺炎是孩子呼吸道较严重的疾病。

孩子为什么容易患呼吸道感染呢？这与孩子呼吸道结构和免疫功能低下有关。

1.孩子鼻腔小且无鼻毛，对吸入的空气不能进行有效的加温和湿化，再加上黏膜柔嫩，受到冷空气或干燥空气刺激时容易发生炎症。

2.上呼吸道对空气中的病原菌阻挡作用较差，且此处免疫功能低下。

3.呼吸道的纤毛运动较差，腺体分泌也不多，炎性的分泌物难以排出，而且上呼吸道炎症很容易往下走。

知道了孩子容易患呼吸道感染的原因，那么导致孩子呼吸道感染的常见疾病有哪些呢？

感染部位	常见疾病	除了发热外，其他症状
急性上呼吸道感染	鼻炎、鼻窦炎、咽炎、扁桃体炎等	鼻塞、流鼻涕、打喷嚏、头痛、咽痛等
下呼吸道感染	气管炎、支气管炎、肺炎等	呼吸困难、呼吸急促、咳嗽等

消化道感染

为什么孩子容易患消化道感染？主要有以下的原因：

消化道感染

孩子胃肠道发育尚未成熟，胃酸分泌较少，杀菌能力较差。

孩子的口腔黏膜娇嫩，供血丰富，唾液腺发育不足，分泌唾液较少，尤其淀粉酶含量不足。

孩子胃肠道中各种消化酶都较少，导致吃进去的食物难以消化，容易引起消化不良。

孩子生长发育迅速，为了满足自身所需，需要及时进行辅食添加，往往会导致胃肠道的负担加重，诱发消化功能紊乱。

知道了孩子容易患消化道感染的原因，下面我们来了解一下孩子容易患的消化道感染常见疾病，如急性胃肠炎、急性细菌性痢疾、轮状病毒感染性腹泻等。孩子除了发热外，还会伴有厌食、呕吐、腹泻、大便的性状改变（稀水样便或黏液便或蛋花汤样大便或绿色黏液便），有时还会伴有脓血和恶臭。严重时，会因为呕吐使得孩子体液损失过多，导致机体脱水。

传染性疾病

为什么孩子易患传染性疾病呢？这主要是因为孩子的免疫力低下所致。因为人体内有一个天然的免疫系统，只要受到细菌、病毒的刺激，就能产生一种特殊的蛋白质，即"抗体"。但是，一种细菌或病毒只能刺激人体产生一种抗体，而一种抗体只能杀死与它相应的一种细菌或病毒，叫特异性免疫力。但随着孩子长大，接触的细菌、病毒越来越多，而体内的特异性免疫力不足，那么孩子就容易患传染性疾病，常见的有水痘、风疹、麻疹、幼儿急疹、猩红热等。此外，患有流行性感冒、流行性腮腺炎、流行性乙型脑炎等疾病，发热也是主要症状。

孩子发热时常见的表现

由于孩子年龄较小，语言发育尚未成熟，不能准确表达感冒带来的症状。如果家长不了解发热的表现，可能会错过治疗的绝佳时机。

孩子发热时的外表特征

精神状态	孩子都具有一定的耐受力。当孩子发烧38℃左右，且没有其他的不适时，往往精神状态良好。但当孩子精神状态不好时，说明孩子体温升高或病情加重，应作出相应的处理。
面色	如果孩子面色发红、口唇较干，要注意是否发热；如果孩子面色苍白，精神状态不好，要警惕孩子是否体温升高。
哭闹	孩子哭闹不止，给予安抚也不能安静下来，要注意是否发热。
饮食	给孩子喂水或喂饭不张嘴、哭闹、摆手时，应注意是否发热。
排泄	因为发热会使体内水分流失，且伴有食欲不好，就会出现尿量减少且颜色较深。

孩子发热时常见的伴随症状

1. 身体发热可通过出汗来降温，因此孩子发热时出汗会比平时增多，尤其是头部和躯干。

2. 孩子发热会使皮肤温度也升高，所以家长摸孩子额头、颈部、手脚心都会感到皮肤发烫。

3. 体温升高时，机体的新陈代谢会加速，呼吸和脉搏会加快，一般来说，孩子体温每升高1℃，脉搏会增加10~20次/分钟。

4. 发热会让孩子不舒服，所以孩子可能表现烦躁不安、注意力不集中、无精打采等。

5. 孩子发热还会伴有呼吸道感染症状，如鼻塞、流鼻涕、咳嗽、咽喉痛等。

6. 当孩子消化道被感染后，除了发热外，还会伴有呕吐、腹泻、腹痛等症状。

疫苗接种也会有发热反应

给孩子接种疫苗是为了预防疾病，可实际生活中，有些孩子接种疫苗后常常表现出烦躁、不安、厌食等不适症状，还会伴有低烧情况。还有些孩子会出现高烧情况。如果孩子遇到这种情况，家长不必过于担心，因为这是孩子接种疫苗后最常见的不良反应。那么为什么孩子接种疫苗后会发热呢？

体质不同

对疫苗中某种或几种成分过敏

疾病重叠

接种疫苗后孩子发热怎么办

接种疫苗后，如果孩子出现发热情况，建议采取以下的措施：

1. 如果孩子体温高于 38.5℃时，尽量不要给孩子吃退烧药，应及时就医。

2. 发现孩子是轻微发热，应让孩子多喝热水，仔细观察。

3. 如果到了第三天，孩子体温还是不下降或者持续升温，建议去医院检查血常规。

儿科医生李爱科贴心叮嘱

这些疫苗可引起发热较快

在孩子接种的所有疫苗中，白破疫苗、无细胞百白破疫苗、五联疫苗、脊灰灭活疫苗的发热时间为 2~3 天，足以说明这些疫苗引起发热较快。尤其接种百白破疫苗和脊灰系列疫苗，发热更快，家长应多观察，如果孩子温度过高，应采取必要的降温措施，然后及时就医。

孩子接种疫苗的注意事项

1. 孩子接种疫苗前应确定身体健康，如果孩子有不适，应暂缓接种疫苗。

2. 孩子接种疫苗当天应多喝水，且避免去人多拥挤、空气污染的地方，以免引发感染。

3. 疾病叠加引起的发热可能在接种 24 小时后出现，或者体温下降后再次发热。

4. 如果孩子接种疫苗出现发热，下次接种疫苗前应咨询医生是否可以继续接种同种类疫苗。

饮食也要配合发热的各个时期

孩子发热后，食欲不太好，但也要让孩子尽量补充营养，否则不利于身体的恢复。发热时相不同，饮食也有些区别。

体温上升和高热持续时以补水为主

体温上升和高热持续时，孩子出汗较多，容易导致体内水分过度流失，应注意补充水分。但孩子年龄不同，补水方式也不同。

母乳喂养和人工喂养的孩子

发热时，母乳喂养的孩子继续母乳喂养，且增加喂养的次数和延长每次吃奶的时间，补充水分；人工喂养的孩子可以给予稀释的奶粉或白开水。

添加辅食的孩子宜选易于消化的辅食

孩子发热时，唾液的分泌、胃肠的活动会减弱，消化酶、胃酸、胆汁的分泌都会相应减少，就会延长食物滞留肠道的时间，引起孩子积食等，所以宜选择易消化的食物，以流食或半流食为主，根据宝宝月龄选择酸奶、牛奶、藕粉、小米粥、鸡蛋羹等。可以采用少食多餐的方式喂宝宝。两餐之间喂一些西瓜汁、绿豆汤等。

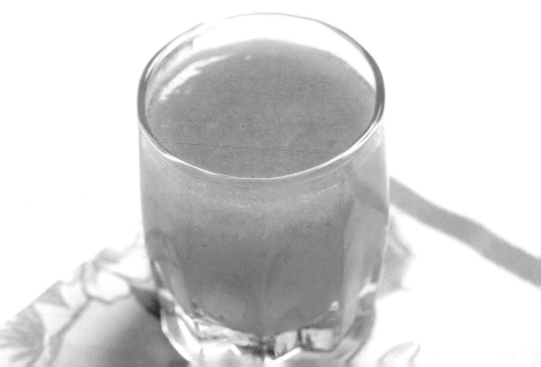

体温下降食欲好转时改半流质饮食或软食

如藕粉、稠粥、鸡蛋羹、面片汤等。以清淡、易消化为原则，少食多餐。不必盲目忌口，以防营养不良、抵抗力下降。伴有咳嗽、痰多的宝宝，不宜过量进食，不宜吃海鲜或过咸、过油腻的菜肴，以防引起过敏或刺激呼吸道，加重症状。

发热伴有腹泻、呕吐时需补充富含电解质的食物

发热伴有腹泻、呕吐，但症状较轻的，可以少量多次服用自制的口服糖盐水，配制比例为 500 毫升水或米汤中加一平匙糖和半啤酒瓶盖食盐，也就是 0.5 克盐，随时口服。

1 岁左右的宝宝，4 小时内服 500 毫升。同时还可以适当吃一些补充电解质的食物，如柑橘、香蕉等水果（含钾、钠较多），奶类与豆浆等（含钙丰富），米汤或面食（含镁较多）。症状较重的，暂时禁食，以减轻胃肠道负担，同时请医生诊治。

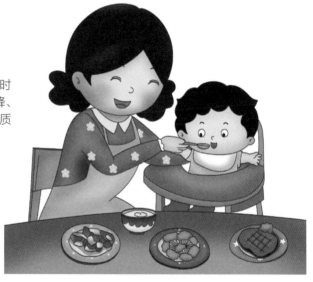

小儿发热时食欲下降，此时以流食为主。当体温下降、食欲好转后，应改为半流质饮食或软食

儿科医生李爱科
贴心叮嘱

发热宝宝不可强迫进食

有些妈妈认为发热会消耗营养，于是强迫宝宝吃东西。其实这样做会适得其反，反而让宝宝倒胃口，甚至引起呕吐、腹泻等，使病情加重。

38.5℃以下的发烧不用药该如何护理

当孩子体温低于38.5℃时，可以不用退烧药，除了密切观察孩子病情外，还可以采取以下的护理方法。

保持室内空气新鲜

孩子居室空气要新鲜，通风时不要让风直接吹到孩子。室内温度维持在22~24℃为宜。此外，夏季最好使室内温度低一些，有助于体热传导辐射散热，便于降温。

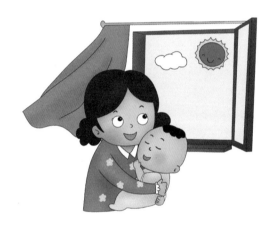

卧床休息

发烧的孩子最好卧床休息，可减少体力的消耗，减少肌肉活动和热量的产生，对体力恢复有好处。

保持口腔清洁

孩子发烧时，由于唾液分泌减少，可导致口腔内细菌的繁殖，加上缺乏维生素，身体抵抗力下降，很容易引起口腔炎症，因此，可以用生理盐水清洗口腔，每天3~4次即可。

补充营养

孩子发烧后能量消耗较大，同时由于发热也会减弱胃肠道的消化能力，食欲往往不好，多吃一点就会引起消化不良，所以要给孩子吃些既有营养又好消化的食物，并尽可能少量多餐。

补充足够的水分——最好选择白开水

孩子发烧时，呼吸加快，蒸发的水分增多，大量出汗也会加快体内水分的流失，所以要及时给孩子补充水分，而白开水是最好的选择，随时口服即可。

如果孩子有轻度脱水的情况，可以在水中加一些盐，有利于体内电解质的平衡。如果孩子实在不爱喝白开水，可以往水中加点新鲜果汁，既改善口味，又补充维生素 C。

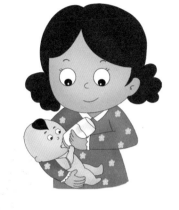

对于 6 个月~1 岁的孩子，每天至少饮水 100 毫升，最多不要超过 400 毫升。每次吃奶前或后饮用 50 毫升即可。对于 1~3 岁的孩子，因为饮食中相应添加了辅食，妈妈可根据宝宝的具体饮食考虑补水量。对于 4~6 岁的孩子，每天需要 7 杯水的量（一杯 237 毫升），妈妈完全可以将喝水这件事交给宝宝自主决定，如果宝宝不愿意喝，也不要强迫。

物理降温

开空调

冬季温度低，可以打开空调暖风，适当提高室内的温度，建议 25℃左右，让孩子脱掉臃肿的衣服，孩子会舒服一些。夏季温度高，可以打开空调冷风，适度降低室内的温度，注意不要直吹孩子，也可以让孩子舒服一些。

少穿点衣服

要想让孩子舒服一点，就要帮孩子把体内的热量散发出去。不管是温度低的冬天，还是温度高的夏天，都可以少给孩子穿点衣服，让孩子体内的热量尽快散发出去，这样孩子才能更舒服一些。

被褥少盖点

孩子的新陈代谢比成人旺盛，而发烧后代谢会更快，所以睡觉时很容易出汗，如果被褥太厚，就会导致孩子身体热量散不出去，体温就难以降下来，所以，适当少给孩子盖点，孩子会舒服一些。

第 4 章 孩子发热，什么方法效果好

91

不推荐使用的降温方法

温水擦浴曾是很多家长喜欢用的一种退热方法。但越来越多的家长发现，擦浴后虽然孩子体表温度暂时降低了，但一量体温，发热并没有退。而且孩子发热后经常会昏昏沉沉，想睡觉，此时给孩子擦来擦去，孩子很烦躁，往往会哭闹，如果温度控制不好，还会导致孩子病情加重。虽然温水擦浴不是退热的好方法，但如果孩子不排斥，而且可以让孩子舒服些，也可以作为辅助手段试试。

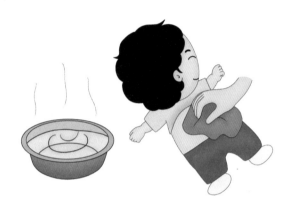

温水擦浴会来回翻动孩子，这会增加孩子的烦躁感，对退热效果不是很好，不建议使用

退热贴也是家长比较爱用的一种退热方法。但是有些退热贴里含有薄荷、冰片等清凉类物质，孩子可能并不喜欢，还有孩子可能对其中某些成分过敏，所以还是不建议给孩子用贴热帖。

所以，家长需要记住：治疗孩子发烧时，要改善孩子的舒适度而不是单单退烧就行了。

观察病情

如果发烧时，孩子脸色红润、精神状态良好，家长不必担心，也不必动不动就往医院跑；如果孩子有哭闹不止、精神萎靡、面色苍白、呕吐频繁等情况，应及时就医。

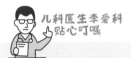
儿科医生李爱科
贴心叮嘱

别再用酒精擦拭身体降温了

孩子发烧了，很多家长，特别是老一辈人会用酒精擦拭身体给孩子降温，真的不推荐使用。因为孩子身体发热时，酒精容易通过皮肤吸收进入体内，造成孩子酒精中毒，所以不建议使用。

中度发热，
妈妈可考虑使用退烧药

体温超过 38.5℃是否吃药，要具体问题具体分析

　　一般来说，我们将 38.5℃作为是否服用退烧药的分界点，但也要明确，给孩子服用退烧药的目的是减轻孩子因发热导致的不适感。所以，何时给孩子服用退热药，要看孩子具体情况而不是孩子的体温。也就是不能一刀切，如果孩子觉得难受，就考虑使用退烧药，如果孩子没有特别不舒服的感觉，就没必要服用退烧药。

　　孩子体温达 39℃，但精神非常好，还和家长拍手唱歌做游戏，可暂时不用退烧药。

几类特殊
孩子的应对

6 个月以内的
孩子发热应
及时就医

> 这一阶段的孩子应慎用退烧药，因为孩子体重轻、体表面积大、各系统发育尚未完善，服用退烧药剂量难以掌握，稍有不注意就可能给孩子造成伤害。此外，6 个月以内的孩子有发烧情况，也建议就医。

大孩子

> 对于年纪稍微大一点的孩子，比如上幼儿园大班的孩子，他们对发热的耐受力反而没有小孩子强，体温刚刚超过 38℃就会觉得头痛、周身不适等，这时建议给孩子服用退烧药，不要非等体温达到 38.5℃。

退烧药成分不同，用量也不同

　　家长给孩子使用退烧药前，要先看清楚退热剂的成分。通常儿科医生推荐的退烧药是：对乙酰氨基酚和布洛芬。那么，这两种退烧药有什么区别呢？怎么使用呢？在介绍使用方法之前，我们先来看一下这两种药的使用剂量。

对乙酰氨基酚				布洛芬			
孩子体重（kg）	剂量（mg）	滴剂（ml）	混悬液（ml）	孩子体重（kg）	剂量（mg）	滴剂（ml）	混悬液（ml）
4	60	0.6	2	4	40	1	2
6	90	0.9	3	6	60	1.5	3
8	120	1.2	4	8	80	2	4
10	150	1.5	5	10	100	2.5	5
12	180	1.8	6	12	120	3	6
14	210	2.1	6.5	14	140	3.5	7
16	240	2.4	7.5	16	160	4	8
18	270	2.7	8.5	18	180	4.5	9
20	300	3.0	9.5	20	200	5	10
22	330	3.3	10.5	22	220	5.5	11
24	360	3.6	11	24	240	6	12
26	390	3.9	12	26	260	6.5	13
28	420	4.2	13	28	280	7	14
30	450	4.5	14	30	300	7.5	15
32	480	4.8	15	32	320	8	16
34	510	5.1	16	34	340	8.5	17
36	540	5.4	17	36	360	9	18
38	570	5.7	18	38	380	9.5	19
40	600	6.0	19	40	400	10	20
42	630	6.3	20	42	420	10.5	21
44	660	6.6	21	44	440	11	22

注：1. 上表中对乙酰氨基酚的推荐计量可能高于药品说明书标示。所以，依据上表服用对乙酰氨基酚期间，如果未咨询医生，一定不要服用其他含有对乙酰氨基酚的感冒药。

2. 上表中布洛芬的推荐计量可能高于药品说明书标示。所以，依据上表服用布洛芬期间，如果未咨询医生，一定不要服用其他含有布洛芬的感冒药。

这样做　孩子不感冒　不发烧

了解了对乙酰氨基酚和布洛芬的使用剂量，下面我们来看看两者的区别。

	对乙酰氨基酚	布洛芬
商品名	森诺林、百服宁等	美林、托恩等
起效时间	<1小时	<1小时
达峰时间	3~4小时	3~4小时
维持效果时间	6~8小时	4~6小时
每日最高限量	75毫克	40毫克
适应人群	3个月以上的孩子	6个月以上的孩子
使用频率	每4小时1次	每6小时1次
单日最大使用量	24小时内不超过5次	24小时内不超过4次
不良反应	剂量过大可导致肝受损	可出现肠胃道不适等症状
退热特点	起效快	退热平稳，对于体温39℃以上的孩子效果好

退热药这样使用，效果更好

选择好了退烧药，那么如何服用退烧药才能达到更好的效果呢？需要注意以下几点：

1.原则上来说，使用对乙酰氨基酚后4小时可选择布洛芬；使用布洛芬后6小时可选择对乙酰氨基酚。如果退烧效果不理想，且药物剂量不足的话，可以将剂量补足，也可以选择另外一种退热药物。

2.如果孩子吃一种退烧药出现呕吐的话，可以选择另外一种退烧药。

3.即使药物选择正确，剂量适当，但要想达到理想状态，孩子摄入充足的水分也是必不可少的，这样才能保证机体通过散热达到退热的效果。

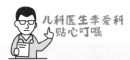

儿科医生李爱科
贴心叮嘱

退烧药不良反应没有传言那么可怕

孩子发烧了，有些家长担心药物不良反应而犹豫是否给孩子用药。可以明确地告诉大家，对乙酰氨基酚和布洛芬在全球已广泛应用，其安全性经过了大量的实践证明，请不要因为过分担心药物的不良反应而拒绝给孩子用药，以免贻误孩子治疗的最佳时机。

39.1~41℃为高热，应及时就医

当孩子体温达到39.1~41℃时，已经处于高热状态，应及时就医。

发热是炎症的结果，可以到医院检查引起炎症的原因。炎症由病毒、细菌、支原体、过敏等多种因素引发。千万不要认为，咽红、流涕、咳嗽就一定是细菌感染。发热患儿到医院，医生常建议检测血常规和C-反应蛋白。

何为C-反应蛋白（CRP）

C-反应蛋白可在各种急性炎症、损伤等发作后数小时内迅速升高，并有成倍增长之势。病变好转后又迅速降至正常，其升高幅度与感染的程度成正相关，被认为是急性炎症时反应最主要、最敏感的指标之一。

如果血常规检查白细胞至少超过$15×10^9$个/升和CRP超过30，提示可能是细菌感染，千万不要把细菌感染扩大化，造成滥用抗生素。

医生根据CRP结果选用药物

CRP与白细胞总数、红细胞沉降率和多形核（中性）白细胞数量等具有相关性，尤其与白细胞总数存在正相关。可帮助辨别感染类型，并用于细菌和病毒感染的鉴别诊断：细菌感染时，CRP水平升高；而病毒感染时，CRP不升高或轻度升高。所以，医生可根据CRP结果有针对性地选择药物。

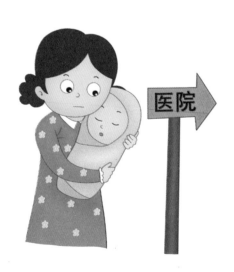

宝宝热性惊厥，
护理同时尽快就医

什么是热性惊厥

热性惊厥指由发烧引起的抽搐，以前认为是高烧引起的，所以叫高热惊厥。实际上，只要孩子体温超过 38℃都可能发生惊厥，并不只是发生于高热状态，所以现在叫"热性惊厥"。惊厥多发生在体温上升期，每100个孩子里面大约有4个孩子会遇到热性惊厥。

那有家长可能会问：为什么别人家孩子发烧不抽，我家孩子会抽呢？第一热性惊厥的原因还不明确，可以确定的是与遗传体质有关系，如果直系亲属有热性惊厥史的话，孩子患热性惊厥的风险越高。第二热性惊厥多发生在6个月~5岁的孩子身上，可能与孩子各系统发育不完善有密切关系。

孩子热性惊厥，如何急救

当孩子发生热性惊厥时，往往全身僵直、四肢抽动、双眼翻白、意识不清，甚至口吐白沫、大小便失禁等，此时，家长不要大声哭叫或摇动孩子，也不要给孩子喂水，更不要给孩子吃药，最重要的是让自己尽快冷静下来，采取以下的急救措施：

保障孩子呼吸通畅	让孩子在床上或安全的平地躺下，解开衣领，让孩子头侧着或侧卧，以防呕吐时误吸、呛咳、窒息等。
清理孩子的口腔	可以用软布将孩子口腔内的唾液或食物残渣清理干净，以免口中残渣妨碍呼吸，导致孩子窒息。
做好相关记录	记录孩子惊厥开始时间、体温、状态、持续时间等信息，方便医生判断病情。此外，家长可以采取脱衣服、空调降温等方式让孩子舒服一些，但不要采取温水浴、酒精擦拭、冰敷等方式。

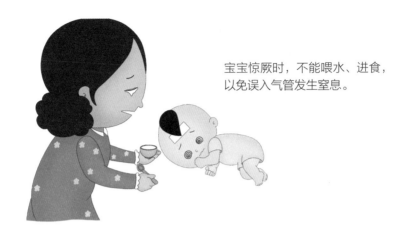

宝宝惊厥时，不能喂水、进食，以免误入气管发生窒息。

需要注意：不要掐人中，因为掐人中阻止不了抽搐，反而可能给孩子造成损伤。

大部分的热性惊厥持续时间不到 1 分钟，90% 在 5 分钟内自发缓解。出现以下情况应引起高度重视：

1. 如果孩子热性惊厥持续时间超过 5 分钟，需要就近就医或者拨打 120 求救。如果曾经有过 30 分钟以上热性惊厥的孩子，再次出现长时间发作的可能性较大，一旦再次发作，应尽早就医。

2. 不管抽搐持续多久，抽搐结束后最好到医院检查一下。如果最后确认是简单的热性惊厥，一般不需要做特别处理，但需要进一步检查发烧的原因，特别要排除颅内感染的可能。

如何预防高热惊厥的复发

高热惊厥常有复发，在初次惊厥发作以后，25%～40%（平均 33%）的宝宝在以后的热性病时会出现惊厥复发。在高热惊厥宝宝中，1/3 有第二次惊厥，其中的 1/2 有第三次发作。

根据起病年龄预测复发

> 复发的预测主要是根据起病的年龄。初次发作在 1 岁以内的患儿复发率最高，大约 1/2 病例会复发。
> 如果是复杂性高热惊厥，家族中有癫痫病史者，复发机会更高。高热惊厥发作持续时间长，是其频繁发作的危险因素。

及时退烧是预防复发的法宝

> 当宝宝体温超过 38.5℃时，妈妈就要及时为宝宝采取降温措施，尤其是曾发生过高热惊厥的宝宝，38℃时就要准备吃退烧药。

这样做 孩子不感冒 不发烧

家长最关心的热性惊厥常见问题

问：热性惊厥会烧坏脑子吗？

答：热性惊厥看起来十分吓人，但只要不在惊厥时摔倒或发生误吸，大部分情况下对孩子造成不了伤害，也不会影响孩子的大脑发育。其实，热性惊厥本身不会伤害孩子，只不过热性惊厥的孩子从长远来看，发生癫痫的风险高于普通孩子。整体来讲，大约 2% 的热性惊厥可能会发展为癫痫，复杂型热性惊厥的概率会更高，但癫痫与孩子的遗传关系更大，并不是热性惊厥直接导致，药物治疗改变不了大趋势。

问：热性惊厥会不会再次发生呢？

答：是否再次发生热性惊厥与孩子本身密切相关。发生热性惊厥的年龄越小，再次发生的可能性越大。首次发生热性惊厥不到 1 岁，再次复发的可能性大约 50%；而直系亲属有热性惊厥史的，再次复发的概率更大一些。

问：退烧药能预防热性惊厥吗？

答：不能。虽然很多家长都认为孩子发生过热性惊厥，可以通过积极退烧来预防。但事实已经证明，包括对乙酰氨基酚和布洛芬在内的退热药，是预防不了热性惊厥的发生的。

如果孩子 1 岁以内每次发热都抽搐，可能就不是简单的热性惊厥，应及时就医。预防不了热性惊厥，并不代表不给孩子吃退烧药，当孩子体温超过 39℃时，身体有明显的不舒服，该用药时还是要用药的，但对热性惊厥不需要做额外的事情。

问：热性惊厥是否可以预防？

答：孩子发生热性惊厥时的样子是十分可怕的，为此，很多家长想知道怎么预防。但发烧是每个孩子成长过程中都会经历的事情，我们无法控制孩子不发烧，也没有办法控制孩子不发生热性惊厥，唯一能做的是等孩子长大，3 岁以后发生热性惊厥的概率就小了，5 岁以后就更小了。

感冒、发烧
每次都要化验血常规吗

通过化验可以确诊疾病

孩子如果出现感冒、发烧，涉及的不仅是症状、诊断，还涉及对病情的评估、治疗等方面。

感冒，其实包含了几十种疾病。医学上通常将"感冒"作为"急性上呼吸道感染"的俗称，这其中包括了急性鼻炎、急性咽炎、急性扁桃体炎等疾病。我们日常所说的感冒，除了上述疾病外，还可能是流感，或是麻疹、流脑、百日咳、猩红热等急性传染病的早期表现。这些疾病的表现有相似之处，很多人有可能会把几十种疾病都笼统地叫作"感冒"。

发热，只是疾病的一个表现。发烧可以是感冒的一个症状，也可以是幼儿急疹、川崎病、麻疹、猩红热、结核、疱疹性咽峡炎、手足口病、风湿热、败血症等诸多疾病的一个症状。能引起发烧的这些疾病中，很多是病毒感染引起的，比如90%以上的急性上呼吸道感染（感冒）就是病毒感染引起的；细菌、支原体等感染也会引起发烧；当然也有免疫性因素引起的发烧。

正因为疾病的复杂性，医生需要通过一些检查来帮助判断，孩子到底得的是什么病。

验血常规的两个作用

一般来说，当孩子出现发烧和其他一些感冒症状，化验血常规通常有两个作用。

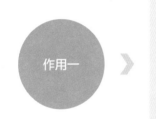

作用一

帮助判断感染类型
化验血常规可以帮助区分细菌感染和病毒感染。一般来说，外周血白细胞（WBC）计数不高或降低，淋巴细胞计数或百分比增高，提示病毒感染；外周血白细胞计数和中性粒细胞计数或百分比增高，提示细菌感染。
需要注意的是，血常规中外周血白细胞计数与中性粒细胞百分比是传统的判断是否为细菌感染的筛查工具之一，但其结果并不能作为绝对的判断标准。

作用二 ➤

评估疾病风险

外周血白细胞（WBC）计数常常被用作评估患儿发生严重疾病风险的标准之一。

中性粒细胞的减少或缺乏可见于各种感染，也可能继发于肿瘤、中毒或服用某些药物之后，但无论什么原因所致，中性粒细胞的减少或缺乏都可能造成机体抵御细菌感染的能力下降，从而引起严重的细菌感染。

此外，血常规中还有其他指标，如中值细胞或单核细胞、嗜酸性粒细胞、嗜碱性粒细胞的计数和百分比等，都有不同的意义，对医生调整治疗方案等都有很重要的意义。

是否验血常规，听医生的

要不要化验血常规，应该主要听医生的建议。医生会在面诊的基础上，结合详细的病史和仔细的体格检查，视具体情况来定。爸爸妈妈可以参考下面的原则，来跟医生达成沟通和一致：

1. 一般来说，在感冒、发烧的第一个 12 小时内就化验血常规意义不大。

2. 如果考虑为感冒或只有发烧而没有其他症状，精神状态也还好的话，应优先考虑为病毒感染所致，那么前几天没必要着急化验血常规。

3. 如果发烧超过 3 天（72 小时），可以考虑化验血常规。

4. 如果发烧超过 5 天（120 小时），强烈建议化验血常规，而且需要排除其他严重疾病的可能。

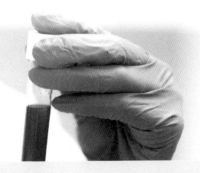

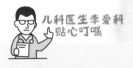

儿科医生李爱科
贴心叮嘱

这些情况先不用过度担心

孩子生病，爸爸妈妈难免担心，但现在的爸妈有的时候真的有点太焦虑了。如果宝宝已经 3 个月以上，又只是刚开始发烧，精神状态也还好，可以先不要纠结去医院验血。可以先观察宝宝的情况，针对症状，给予相应的护理。

第**4**章 孩子发热，什么方法效果好

家里常备的温度计，应该怎么选

孩子经常会发烧，自然温度计成为每个家庭的必备品。孩子感冒时拿出来往腋下一夹，过个5分钟看看读数就可以知道是否发烧。别看温度计人人都用过，但挑选温度计的那些讲究并非人人都知道，为此，今天就和大家聊聊如何挑选温度计？

电子温度计：快速、准确、方便地测出人体的温度

电子温度计，也叫笔式温度计，它采用高精度传感器和微电脑技术，能够快速、准确、方便地测出人体的温度。

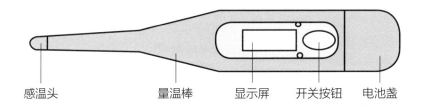

感温头　　　　　　量温棒　　　　显示屏　　开关按钮　　电池盖

具体测量方法

1. 用棉花棒蘸取酒精擦拭感温头和量温棒部分，请勿用酒精或其他溶液接触感温头及量温棒以外的部件，以免机件受损，影响测量结果。

2. 按ON/OFF按钮，打开电源，显示屏显示"188.8℃"约2秒，之后会显示上次的测量温度，约2秒钟后显示L℃，其中℃闪烁，则可以测量温度了。

3. 测量腋下、口腔温度、肛门温度。

4. 温度不同，体温计发出的信号也不同。

温度	声音	测量结果
>37.5℃	短促的报警声：Bi--Bi--Bi（每0.125秒钟响一次）	测量完成并警示发热了
≤37.5℃	较慢的声音：Bi--Bi--Bi（每0.5秒钟响一次）	测量完成且体温正常
<32.0℃	无声音	显示L℃
≥42.0℃	无声音	显示H℃

耳温枪：准确度高、测量时间短、不需要孩子长时间配合

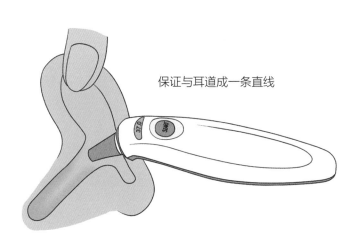

耳温枪又叫鼓膜温度计，是根据鼓膜释放的红外热波来测量温度的。

如果能正确使用的话，测量结果准确度是比较高的，而且测量时间较短，不需要孩子长时间配合。

适合年龄：6个月以上的孩子。

认为发热温度：超过38℃。

测量方法：

使用耳温枪时，让耳温枪的探头和鼓膜处于同一水平线上，测量更准确。但人的外耳道并不是一条直线，所以测量时需要适当提拉孩子的耳郭，来确保耳道成直线。但年龄不同，提拉方法不同。

保证与耳道成一条直线

孩子年龄	提拉方法
1岁以下孩子	将孩子耳朵轻轻拉向后下方，保证耳道拉直
1岁以上孩子	将孩子耳朵轻轻拉向后上方，保证耳道拉直

注意事项：

1.正常情况下，孩子左右耳的温度会有区别，所以测量时最好固定一只耳朵测量。

2.耳朵里的耳垢可能对测量结果有影响，如果耳垢太多，应请医生处理。

额温枪：测量皮肤表面温度，准确度差一些

额温枪也叫额温计或红外线测量仪，测量的是皮肤表面的温度，所以准确度会差一些。

适合年龄：3个月以上的孩子。

认为发热温度：超过38℃。

测量方法：

将额温枪对着孩子鼻梁上方，两眼中间部位扫一下，不需要孩子配合即可快速测出温度。

各位家长可以根据自己孩子的实际情况，选择适合的体温计，以准确掌握孩子的发烧情况。

儿科医生李爱科
贴心叮嘱

不推荐水银温度计

水银温度计是我们日常生活中最常见的一种温度计，但是水银温度计易碎，有汞中毒的风险，所以不推荐给孩子使用。

测量体温应注意什么

什么时间测量更准确？

人的体温在一天中不是固定不变的，一般来讲，任何时候测量体温都可以的。但以下情况下建议休息30分钟再给孩子测量。

刚刚吃完饭　　刚刚哭闹完　　刚刚玩耍玩

因为刚刚做过活动可能会导致孩子体温略有升高，影响测量结果。

此外，环境温度也可能会影响测量结果，所以在寒冷的冬季或炎热的夏季，刚刚进入室内，最好休息15分钟再进行测量，这样结果会更准确。

避免频繁给孩子测体温

因为人的体温是随时变化的，且孩子发烧时体温波动很大，会影响测量结果，其次还会让孩子产生厌烦心理，拒绝测量体温，也会让家长自己产生烦躁情绪。其实，当孩子发热时，体温只是一个参考标准，孩子的吃奶情况和精神状态等指标更应关注。

与发热有关的常见问题

问：为什么孩子吃了退烧药还是反复发烧好几天？

答：孩子发烧绝大部分是病毒感染引起的，而病毒感染没有什么特效药，即使像流感这样有特效药的，主要也是降低并发症，并非杀病毒、治流感。好在病毒感染基本上有自限性，能够自愈，关键就是熬病程。3~5 天的病程中，孩子会反复高烧，家长需要做的是安全给孩子用退烧药，观察孩子的精神状态。一般来说，退烧药吃5~7 天，问题都不大。

问：吃了退烧药，为什么没多久体温又上升了？

答：这也很正常。如果把孩子的发烧比作沸腾的开水，那么外来的病毒就是煮开水的柴火，而退烧药则是一瓢凉水，只要柴火不抽走，浇水止沸只是暂时的。只有孩子发烧的症状好转了，才会真正的退烧。如果遇到这种情况，家长可以根据孩子的实际情况，采取不同的处理办法：

1. 孩子精神状态良好：等到 4~6 小时后再给孩子用一次退烧药；

2. 孩子精神状态不好：换一种退烧药物足量服用，但一定要把握好用药剂量以及时间间隔；

3. 口服退烧药后 2 小时，体温仍然在 39~40℃，精神状态也不好，应及时就医。

问：吃了退烧药，为什么一直没有退到正常体温？

答：首先需要明确，我们给孩子吃退烧药的目的，不是退热，而是让孩子感觉舒服一些。如果孩子体温很高，服用了退烧药也没有降到正常体温，但只要孩子精神状态有所好转，也达到了吃退烧药的目的。一般来说，孩子体温控制在 38.5℃以下，精神状态良好，即使没有退到正常体温，也不必过于担心。

问：孩子体温高是不是病情就严重？

答：病情严重程度不是根据体温来判断的。只要孩子精神状态良好，即使体温超过40℃，病情也不会太严重。如果孩子发热时，非常难受，服用退烧药后仍然很难受，应及时就医。发热只是症状，不是疾病原因。所以，千万不要依靠发热的程度来判断疾病的原因。

问：孩子着凉和发热有关系吗？

答：生活中确实遇到着凉后出现感冒和发热的情况，其原因是着凉后上呼吸道局部受到刺激，出现抵抗力稍低的现象，此时，空气中的病菌就可能侵犯呼吸道黏膜引发感染——感冒，同时会伴有发热等症状。

着凉不是绝对温度低所致，而是出汗后着风所致。比如，北风天气寒冷，家长往往给孩子穿得比较多，孩子一运动往往大汗，风吹后容易引起着凉，所以，家长要让孩子适当增减衣服，尽量避免运动后大汗，以免着凉。

问：孩子发热可以喝葡萄糖水吗？

答：发热时多补充水分是非常重要的，比如白开水。但不建议服用葡萄糖水，除非孩子存在低血糖。因为葡萄糖属于单糖，在肠道内吸收和体内代谢没有限速酶（调节葡萄糖吸收利用速度的酶），进食后快速利用会增加胰腺负担。如果利用不了会通过肾脏排泄，还会带走更多的水分。

问：发热后是否能食肉或荤的食品？

答：不可以。《素问·热论》"病热少愈，食肉则复，多食则遗，此其禁也。"其意为复发，指某些急性热病恢复期，消化机能低下，如恣食腥荤肥腻，往往使病邪留滞、病情反复，尤以小儿为甚。

第5章

与孩子发热相关的常见疾病

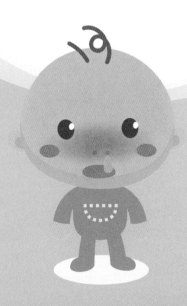

幼儿急疹，大多数孩子都要经历的一次发热

什么是幼儿急疹

幼儿急疹又叫婴儿玫瑰疹，也就是人们常说的"烧疹子"，是婴幼儿比较常见的轻型传染病。

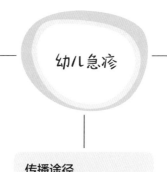

致病原因
人类疱疹病毒6型是引起婴幼儿急疹最常见的病毒，也可能由人类疱疹病毒7型、腺病毒、副流感病毒、肠道病毒等引起的。

幼儿急疹

发生时间
一年四季均可发病，冬春季高发。常见于2岁以内的孩子，大多发生于6~15个月的孩子。这常常是孩子的第一次发热，绝大多数孩子上幼儿园之前基本会得一次。

传播途径
婴幼儿急疹可通过呼吸道分泌物、唾液等传播，比如共用碗筷等。

孩子感染病毒后，通常需要1~2周才会出现症状，也可能孩子已经得了幼儿急疹，但症状太轻微未被发现。

幼儿急疹的典型症状

除了高热带来的不适外，孩子一般精神状态不错，退热后出疹子。

（发热）

幼儿急疹通常表现为突然高热，大部分体温可达39~40℃，有些孩子会伴有咳嗽、流鼻涕或咽喉痛，还有些孩子会伴有颈部淋巴结肿大。发热3~5天后体温会突然转至正常。

热退疹出是幼儿急疹最明显的特点。疹子通常是小红点或小红斑，常常先见于胸部、背部、腹部，然后扩散到颈部和手臂，还可能出现在腿部和脸部。一般来说，幼儿急疹通常会持续1~2天，也可能持续2~4天，由于孩子体质不同，持续时间稍微有些差别。皮疹不痒，有可能会出现水泡。

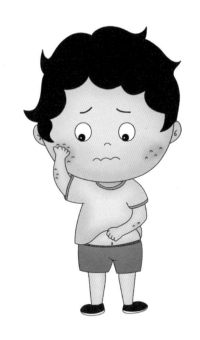

伴随症状

当孩子出现幼儿急疹时，可能会伴有流鼻涕、轻度腹泻、眼皮水肿、食欲减弱、烦躁易怒、疲乏等。如果孩子高热后伴有上述症状，家长需要特别留意一下，孩子是否得了幼儿急疹。

幼儿急疹的护理

婴幼儿急疹是典型的病毒感染，前期只表现为高热，直到热退疹出时才能诊断明确。对于大部分孩子来说，幼儿急疹是一种能够自己痊愈的疾病，只需科学护理，不需特别处理。但是首先还是需要到医院就诊，然后遵医嘱进行护理。

多休息和补充体液

经医生同意可以回家照顾的孩子，家长尽量让孩子多卧床休息，避免剧烈运动。此外，孩子要适当多饮水。如果在吃母乳，千万不要挤掉前奶，因为前奶既可以补充水分，还可吸收母乳中的免疫成分，加速孩子的康复。

降温

如果孩子因为发热而不舒服时，在遵医嘱的前提下，可以给孩子用退烧药，如对乙酰氨基酚或布洛芬，但要注意根据孩子体重服用退烧药的剂量，家长不可随意加减药量。请家长们注意，服用退烧药是为了让孩子更舒服一些，千万不要单纯为了降温而服用退烧药。

关于幼儿急疹，家长们的疑问看这里

问：孩子患了幼儿急疹，需要用抗生素或抗病毒药物吗？

答：不需要。幼儿急疹多是病毒感染，而非细菌感染，所以使用抗生素是没有任何作用的。同样，使用抗病毒药物也是无效的。

问：孩子出疹子时需要特别用药吗？

答：不需要。首先，幼儿急疹是自愈性疾病，会自己痊愈。其次，幼儿急疹的疹子并不痒，自然不会引起孩子的不适，只需耐心等待高热退去即可。如果孩子高热时有不适感，可适量服用退烧药缓解不适。

问：孩子患幼儿急疹期间，可以洗澡吗？

答：可以的。无论是发热期还出疹期都可以洗澡，只需温水清洗即可，尽量不要用沐浴露等，以免造成感染。

问：孩子出疹可能是其他疾病吗？

答：家长需要密切注意孩子的精神状态，如果精神状态良好则不必担心。如果孩子还有其他的症状，建议就医。一般来说，疹子是发热症状好转后才出现，如果发热同时出现疹子可能是其他疾病，建议就医。

以下情况应及时就医

对于幼儿急疹的诊断永远是"马后炮"，幼儿急疹症状一般不严重，但如果有以下症状，建议及时就医：

1. 3个月以内的孩子肛温超过38℃。

2. 3个月~3岁的孩子发热超过3天。

3. 孩子看上去病得很严重，且烦躁不安或拒绝喝水。

4. 3个月以上的孩子肛温超过40℃。

5. 发热导致抽搐。

6. 发热时出现皮疹。

7. 发热伴有心脏病等。

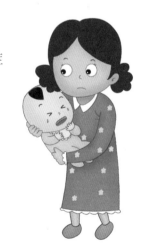

孩子发热时出现抽搐应及时就医，以免贻误治疗的最佳时机

孩子身上出红疹，伴有发热，注意麻疹

当孩子发热时，身上出红疹，应注意麻疹。

什么是麻疹

麻疹是由麻疹病毒感染引起的一种急性呼吸道传染病。

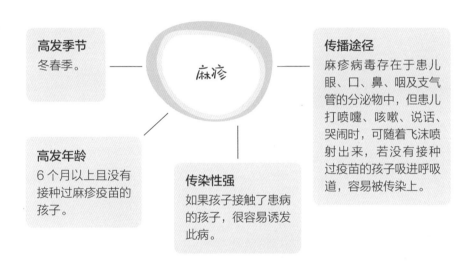

高发季节
冬春季。

高发年龄
6个月以上且没有接种过麻疹疫苗的孩子。

传染性强
如果孩子接触了患病的孩子，很容易诱发此病。

传播途径
麻疹病毒存在于患儿眼、口、鼻、咽及支气管的分泌物中，但患儿打喷嚏、咳嗽、说话、哭闹时，可随着飞沫喷射出来，若没有接种过疫苗的孩子吸进呼吸道，容易被传染上。

麻疹的症状

麻疹发病的过程可以概括为"热3天，出3天，回3天"，身体具体变化如下：

开始	发热、流鼻涕、咳嗽、打喷嚏、眼睛发红、怕光流泪，很像感冒。
发热2~3天后	口腔后侧第二臼齿所对应的黏膜上，可以看到一些白色小点，周围有红晕，是麻疹黏膜斑，也是麻疹早期一个特殊表现。
发热3~5天后	开始出疹子，也是发热的高峰期。出疹顺序：先在耳后、脖子、前额、面部出现淡红色皮疹——然后蔓延至前胸后背、四肢——最后到手脚心疹子出齐。

与孩子发热相关的常见疾病

一般来说，2~3天疹子出透出齐，体温也会逐渐下降，精神和症状有所好转。皮疹按出疹顺序自上而下消退，皮肤会有轻微脱皮。

麻疹的日常护理

无并发症在家中隔离

麻疹病毒具有传染性，所以孩子得了麻疹应隔离5天左右，有并发症可多隔离5天。隔离期间保持室内空气清新，同时，孩子的日常用品每天消毒，可放在太阳光下暴晒消毒。

卧床休息至症状消失

给孩子提供一个安静的休息环境，且避免强光照射。也不要给孩子穿太多衣服，避免捂汗。

孩子五官的清洁

孩子五官分泌物内含有大量病毒，应及时清理，避免分泌物刺激黏膜降低该部位抵抗力，使病毒有可乘之机。

饮食清淡、易消化

给孩子吃些清淡、易消化、营养丰富的食物，如粥、汤等。

高热的特殊护理

如果孩子体温<39℃且无并发症，则无需担心。若>39℃，则遵医嘱服用少量退烧药，可以采用少穿衣服、少盖被子等方法物理降温。

麻疹的预防

尽早接种免疫血清球蛋白

如果孩子接触了麻疹患儿，家长应在6天内带孩子接种免疫血清球蛋白，虽然预防作用不是百分百，但还是有作用的。需要注意，这种免疫血清球蛋白只能维持8周，以后还是需要接种疫苗的。

接种麻疹减毒活疫苗

这种疫苗对预防麻疹效果非常好，免疫率可达90%，虽然有些孩子会有身体不适、发烧等反应，甚至有些孩子发烧后会出疹子，但这不会引发细菌感染和神经方面的疾病。因为这种疫苗具有时效性，我国一般建议：8个月以上的孩子接种第一针，4~6岁接种第二针。

接种麻疹疫苗注意事项：

1 〉 因为有些抗体会相互干扰，所以接种麻疹疫苗时不要接种乙肝疫苗。

2 〉 接种疫苗后2天之内不要沐浴，以防感染。

3 〉 接种完疫苗应在原地休息30分钟再离开。

4 〉 接种前应吃点东西，接种后不要做剧烈运动，不要吃刺激性食物，多补充水分。

避免去人多的地方

孩子穿过的衣服要放在阳光下暴晒消毒，房间也要通风和消毒。此外，在流行季节，孩子尽量少去人多的地方，避免交叉感染。

以下情况应及时就医

如果孩子出现以下症状，建议及时就医：

1.孩子发热3天仍不退热，且出现呼吸加快，咳嗽加重，喘憋明显，可能并发了肺炎。

2.孩子咳嗽声像小狗叫或哭不出声音，或声音嘶哑，可能并发了喉炎。

3.孩子出现面色苍白、乏力、多汗，大一点的孩子说头晕、心慌或头痛，可能并发了心肌炎。

4.孩子嗜睡或烦躁、头痛、呕吐甚至抽搐昏迷，可能并发脑炎。

5.孩子哭闹不止、摇头，大一点的孩子说耳朵痛，或发现耳朵有脓液流出，可能并发了中耳炎。

孩子嗓子化脓了，反复高热，注意化脓性扁桃体炎

孩子反复高热，嗓子化脓了，除了怀疑感冒外，还需要警惕化脓性扁桃体炎。

什么是化脓性扁桃体炎

人的口腔后部左右两侧各有一个圆形的块状组织，这就是扁桃体。它是一个重要的免疫器官，好像一对守门的"卫兵"，是咽部最大的淋巴组织。

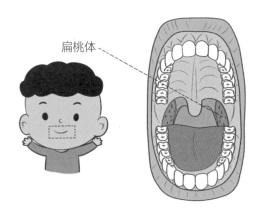

扁桃体

人出生 10 个月左右时，扁桃体开始发育，它就像人体的"健康卫士"，能将细菌、病毒等有害物质阻挡在外，具有重要的屏障和防御作用。

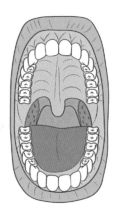

正常的扁桃体

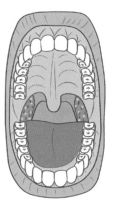

发炎的扁桃体

正常情况下，在孩子咽部及扁桃体隐窝内存有细菌、病毒等，机体防御能力强时孩子不会生病，但当季节变化、身体抵抗力下降，细菌、病菌等大量繁殖会破坏隐窝上皮，侵入其中引起炎症，感染严重时可引起化脓，也就是人们常说的化脓性扁桃体炎。

化脓性扁桃体炎的症状

化脓性扁桃体炎有全身症状及局部症状。

该病起病急，有高热，体温可超过 39℃，畏寒，伴有头痛、食欲下降、疲乏无力等，还可能因高热引起抽搐、呕吐及昏睡等。

剧烈咽痛是化脓性扁桃体炎的局部症状，常辐射到耳部，伴有吞咽困难。部分孩子可能出现下颌角淋巴结肿大，甚至出现脖子转动受限，还有的孩子会出现耳鸣、耳痛甚至听力下降。

化脓性扁桃体炎的护理

孩子得了化脓性扁桃体炎，家长护理好，有利于孩子身体的康复。

1.孩子应卧床休息，多饮水，可加速排出细菌感染后在体内产生的毒素。

2.每天多次用淡盐水漱口，保持口腔清洁无味。

3.在给孩子用抗生素时，应密切观察孩子的体温、脉搏变化，如孩子仍持续高热，可咨询医生。

4.孩子体温过高不适时，可采用减少衣服等方法进行物理降温，以免孩子发生惊厥。

5.为了预防化脓性扁桃体炎的反复发作，孩子平时应加强体育锻炼，增强体质，增强抗病能力。

以下情况应及时就医

如果孩子出现以下症状，建议及时就医：

1.孩子化脓性扁桃体炎 1 年内发作 7 次以上；2 年内每年发作 5 次或 3 年内每年发作 3 次以上。

2.孩子化脓性扁桃体炎引起上呼吸道阻塞并出现睡眠呼吸暂停。

3.孩子双侧扁桃体大小差别悬殊。

皮肤上有疱疹，伴有发热情况，可能是要出水痘

当孩子皮肤上有疱疹，伴有发热的情况，孩子可能得了水痘。水痘曾是一种发病率很高的儿童常见病，虽然现在发病率没有以前高，但家长还是有必要了解一下，一旦孩子中招，可以及早发现、及早治疗。

什么是水痘

水痘是由水痘—带状疱疹病毒感染引起的一种传染性疾病。

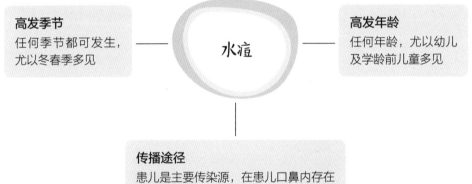

高发季节
任何季节都可发生，尤以冬春季多见

水痘

高发年龄
任何年龄，尤以幼儿及学龄前儿童多见

传播途径
患儿是主要传染源，在患儿口鼻内存在大量的水痘病毒，所以孩子说话、打喷嚏时，可把病毒散布到空气中，如果没有接种水痘疫苗的孩子吸进呼吸道就可能会被传染；没接种水痘疫苗的孩子接触了患儿的物品，也可能会被传染。

孩子得水痘的症状

虽然水痘会伴有发热和疱疹，但还有几种可能发生的疾病也有发热和皮疹的症状，即使医生也不能在孩子起疱疹后马上判断孩子是否是水痘。最安全的做法：孩子身上突然出现异常红色皮疹，最好隔离 1 天。

水痘标志性特征是：红色皮疹—水疱—结痂三日模式。

第一天：红色皮疹	如果孩子身上发现 5~20 个红色皮疹，看起来像蚊虫叮咬，孩子可能会觉得痒，还伴有发热时，应及时隔离孩子。
第二天：水疱	前一天孩子皮肤上的红色皮疹变成透明的、充满液体的水疱，且皮疹越来越多，遍布身体大部分且开始向上臂和腿部蔓延，孩子会感觉很痒，伴有发热。
第三天：结痂	最先出现的皮疹在变成水疱后，第三天开始破掉且结痂。同时伴有新的皮疹、水疱出现，这种情况会持续 3~4 天。

所以，当孩子出现皮疹时，应先在家观察一天，第二天再去就医，这样医生更易判断孩子是否得了水痘。

得了水痘如何护理

水痘是一种自限性疾病，即使不采取任何治疗手段，一般 10 天左右也会康复。但家长可以在医生的指导下，采取一些措施，让孩子更舒服一些，且避免出现并发症。

缓解瘙痒

孩子出水痘时缓解瘙痒的方法：

1. 用冷毛巾敷特别痒的地方。

2. 瘙痒严重时可以擦炉甘石洗剂，已经破掉的水痘可以遵医嘱涂上抗生素软膏。

控制抓挠

孩子起水痘会非常痒，如果过度抓挠可能会导致皮肤发生细菌感染。如果孩子控制不了自己抓挠的欲望，可以给孩子戴上长袖套、穿上长裤，让他不容易接触水痘。此外，还可以剪短孩子的指甲，减少抓挠处的创伤。

退烧不易过急

退烧并不能缩短孩子生病的时间，只要孩子体温不超过 38℃，且不是很难受，不要着急给孩子用退烧药。

如果孩子体温超过 38.5℃或非常难受，可以用对乙酰氨基酚或布洛芬来退烧。

用些抗病毒药物

如果在孩子皮疹出现 24 小时内可遵医嘱给孩子使用阿昔洛韦（处方药），可控制水痘的发展，加速身体康复。

注意隔离

如果孩子 24 小时未发烧且水疱都已结痂，可以解除对孩子的隔离，回到正常生活中，但也不要马上去幼儿园，可在家调理四五天再去。

如果孩子接触了水痘病毒，如何应对

如果孩子的同伴得了水痘，家长应高度重视。因为水痘在出疹之前，也有传染性，且水痘潜伏期为 10～21 天，也就是说，没有接种水痘疫苗的孩子在接触水痘病毒后可能在 10～21 天才发病。

如果怀疑孩子可能接触了水痘病毒，每天出门前，应检查孩子是否发烧或不舒服，如果有，应马上隔离。还可以采取以下的措施：

1.给孩子接种疫苗，如果已经接种过，可不必太担心，有时候疫苗未完全起作用，即使出水痘病情也较轻。

2.如果孩子没有接种疫苗，可在接触病毒 72 小时内接种，那么孩子可能不出水痘或症状较轻。

3.咨询医生有什么好的应对方法。

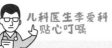

儿科医生李爱科
贴心叮嘱

按时给孩子接种 2 剂水痘疫苗是对孩子最好的保护

澳大利亚有研究认为，2 剂免疫程序疫苗效力为 97%。美国也有研究显示，2 剂免疫程序疫苗效力 98.3%，所以，及时给孩子接种 2 剂水痘疫苗是对孩子最好的保护。

以下情况应及时就医

虽然大多数孩子得了水痘会自愈，但如果孩子出现以下症状，建议及时就医：

1.如果孩子某个水痘特别红，或水疱破掉一天后结痂还在渗液，可能是发生了细菌感染。

2.如果孩子水痘末期，呼吸急促、喘气费力或呼吸时有呻吟声、咳嗽加重，可能并发肺炎。

3.如果孩子出现脖子僵硬、头昏眼花、头痛、走路困难等症状，可能并发了脑部感染。

手足口病来了，
5 岁以内孩子最危险

什么是手足口病

很多家长谈到手足口病都会十分恐慌，其实大可不必。因为手足口病是由肠道病毒感染引起的一种常见的传染病，绝大多数为轻型病例，预后良好，有自限性。

顾名思义，手足口病是以手、脚及口腔等部位的皮肤黏膜疱疹和溃疡为主要表现，个别患儿病情严重，可导致死亡。

哪些途径可以感染手足口病

可以引起手足口病的肠道病毒很多，且广泛存在于自然界。传播途径主要有三种：

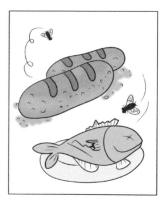

饮食传播
被污染的水、不卫生或变质过期的食物都可能让细菌不断扩散，引起感染。

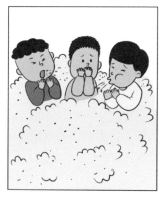

飞沫传播
孩子飞沫中可能带有病毒和咽喉的一些分泌物，孩子聚在一起，不知不觉中就会传播开来。

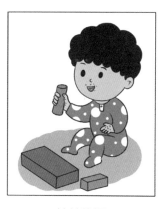

接触传播
患儿玩过的玩具、用过的餐具等都可能沾染上细菌，健康的孩子接触了就感染上手足口病。

例如，在幼儿园等孩子多的地方，通过孩子共同接触的玩具、衣服等进行传播。此外，没有得过手足口病的孩子，接触了生病的孩子也可能患病，而且得过一次的孩子还可能再次得病，因为引起手足口病的病毒存在交叉免疫。

什么样的孩子应特别防范手足口病

手足口病高发季节是每年 4~6 月，且主要侵犯 5 岁及 5 岁以下的孩子。所以，以下孩子是重点防范对象：

5 岁以下的孩子   曾经到过人群密集的地方   正在上幼儿园   每年 4~6 月

手足口病的症状

得了手足口病的孩子，口、手、足等部位出现斑丘疹、疱疹等，可伴随发热、咳嗽、流涕、食欲缺乏等症状。

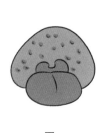 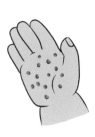 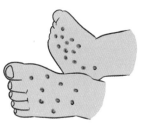

口   手   足

一般来说，皮疹于 5~7 天自然消退，不会遗留瘢痕或色素沉着。口腔溃疡多于 1 周左右自愈。

警惕重症手足口病

手足口病是由肠道病毒引起的传染病，这个病毒有两个主要类型：柯萨奇病毒 A16 型（CoxA16）和肠道病毒 71 型（EV71），前者轻，后者重。

对于已经确诊为手足口病的孩子，在快睡着时，如果反复出现类似被惊吓的突发性全身性肌肉收缩动作，家长应该注意：孩子可能感染了手足口病中偏重的类型。此外，孩子还可能伴有呼吸急促、心跳加快、手脚无力、持续呕吐、嗜睡、意识不清等症状。

这种类型的手足口病会让孩子在发烧 3~5 天后病情突然恶化，迅速发展为急性心肺功能衰竭，遇到这种情况，请家长务必重视，尽快就医治疗。

手足口病的家庭护理

注意休息和隔离

轻症的孩子经医生确诊不必住院的，就回家休息，但要注意孩子房间定时开窗通风，保持空气清新。此外，家人尽量不要在室内吸烟，防止空气污染。

需要特别提醒的是，家长千万不要因为孩子症状较轻就送孩子去学校、幼儿园等，应该等孩子的高热、皮疹消退或水疱结痂之后再去。一般来说，孩子需要隔离2周左右。

清淡饮食

孩子可能会因为发热、口腔疱疹，不愿意进食，所以孩子饮食要清淡、易消化，口腔有糜烂时多吃些流质食物，避免给孩子吃冰冷、辛辣、过咸等食物，也不要暴饮暴食，以免增加孩子的肠胃负担。

口腔清洁

饭前饭后让孩子用温凉开水漱口，不会漱口的孩子，可用消毒棉棒蘸温开水轻轻擦拭口腔。

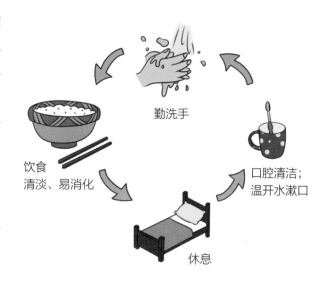

勤洗手

饮食
清淡、易消化

口腔清洁；
温开水漱口

休息

勤洗手

孩子要勤洗手（洗手方法详见本书31页），以免病毒再次感染。

孩子用品的消毒处理

奶瓶、碗筷消毒

孩子用过的奶瓶、碗筷等可以通过加水煮沸的方法进行消毒，病毒在煮沸时会立即死亡，所以，煮沸后待其自然冷却即可。

衣服、被褥消毒

孩子要勤换衣服、被褥等，清洗前用热水浸泡，注意水温维持56℃以上，浸泡至少30分钟。

家里消毒

家里的地板、家具、卫生间等可用含氯的消毒剂或高锰酸钾等消毒，具体参照产品使用说明书，如84消毒液，应注意其有一定的腐蚀性。而卫生间马桶等可用漂白粉等来消毒，消毒后可用清水冲洗。

水煮沸
奶瓶、碗筷等

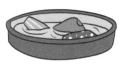

热水浸泡
衣物等

日光消毒

天气晴朗时，可以将孩子的衣服放置于太阳底下暴晒0.5～1小时进行消毒。

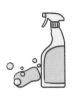

消毒剂
地板、家具、卫生间等

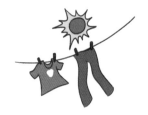

阳光暴晒

如何预防手足口病

勤洗手

洗手的方法前面讲过（详见本书31页），就不再多说了。

预防

少去人多的地方

人多的地方，孩子容易感染病毒，诱发手足口病，所以家长尽量不要带孩子去人多的地方，如商场、娱乐场所等。

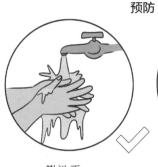

勤洗手

少去人群
集中的地方

以下情况应及时就医

《手足口病诊疗指南2010年版》对手足口重症病例早期识别做出明确规定，如果孩子出现以下症状，建议及时就医：

1. 持续高热不退。

2. 精神差、呕吐、易惊、肢体抖动、无力。

3. 呼吸、心率增快。

4. 出冷汗、末梢循环不良。

小感冒烧成肺炎，年龄越小，危险性越大

孩子感冒后，一直咳嗽不好，就医时，医生都会听听肺部确认有没有肺炎，看看喉咙是否发炎，抽血检查是病毒还是细菌引起的感冒，这些常规动作，看似简单，但对年龄小的孩子是非常重要的。因为孩子身体发育尚未成熟，感冒看似小病，但稍不注意就会烧成肺炎，且年龄越小，危险性越大。

如何鉴别肺炎与感冒

家长鉴别肺炎和感冒可以通过"四看一听"的方法。

一看发热

小孩患肺炎时大多有发热症状，体温多在 38℃以上，持续两三天时间，退烧药只能使体温暂时下降，不久便又上升。孩子感冒虽然也会发热，但体温多数在 38℃以下，持续时间较短，退烧药的效果也较明显。

二看食欲

小孩得了肺炎，食欲会显著下降，不吃东西，或一吃奶就哭闹不安。也有的在吃奶的时候容易呛奶、吐奶等。

三看咳嗽和呼吸

判断孩子是否患肺炎，还需看孩子有无咳、喘和呼吸困难。感冒和支气管炎引起的咳、喘多呈阵发性，一般不会出现呼吸困难。若咳、喘较重，静止时呼吸频率增快，提示病情严重，不可拖延。

世界卫生组织提供了一个简单的诊断肺炎的标准：在患儿相对安静状态下数每分钟呼吸的次数，如果发现以下情况，则说明呼吸频率增快。

呼吸次数≥60 次 / 分　　　呼吸次数≥50 次 / 分　　　呼吸次数≥40 次 / 分

如果孩子在发热、咳嗽的同时精神很好，则提示患肺炎的可能性较小。相反，孩子精神状态不佳、口唇青紫、烦躁、哭闹或昏睡等，得肺炎的可能性较大。孩子在患肺炎初期，可能精神并无明显变化，也可能精神状态不佳。

一听胸部

由于孩子的胸壁薄，有时不用听诊器也能听到水泡音，所以细心的家长可以在孩子安静或睡着时听听他的胸部。

听孩子胸部时，要求室温在 18℃以上，脱去孩子的上衣，将耳朵轻轻贴在孩子脊柱两侧的胸壁上，仔细倾听。肺炎患儿在吸气时会听到"咕噜儿咕噜儿"的声音，医生称之为细小水泡音，这是肺部发炎的重要体征。

肺炎发病的特点

年龄越小越易发病

大孩子和小孩子同时被病菌感染，大孩子仅是发烧、咳嗽，得了气管炎或支气管炎，但小孩子可能出现高热、咳嗽、呼吸困难等，可能会得肺炎。

年龄越小病情越危险

年龄	发病率	死亡率
1岁以内的孩子	高	高
1~3岁的孩子	高	低
3~6岁的孩子	低	低

由此可知，抵抗小儿肺炎的能力随年龄增长而增强。

体质弱的孩子更易患此病

体弱、贫血、佝偻病等孩子比同龄孩子更易患小儿肺炎。

小儿肺炎多由感冒或支气管炎引发

如果孩子支气管炎或感冒没有及时治疗，可能一发病就是肺炎，也可能上感后一周内引起肺炎。肺炎起病急，体温可超过 39℃，且伴有咳嗽、口唇青紫、鼻翼扇动等症状。

新生儿得肺炎时可能呛奶、吸吮差，不咳嗽、不发烧，甚至体温低于正常体温，这时病情已经很严重了。这时给孩子肺部听诊时，大多数时候听不到肺部特有的湿啰音，除非拍 X 线片才能明确诊断。

小儿肺炎的护理

少食多餐，防止呛咳

肺炎患儿常有高热、胃口较差、不愿进食等情况。对于未添加辅食的孩子，应抱起或头高位喂奶，或用小勺慢慢喂入；每吃一会儿奶，应让孩子休息一下再喂。家人应耐心细致地护理和喂养。对于已经添加辅食的孩子，应给予营养丰富的清淡、易消化的流质（如人乳、牛乳、米汤、蛋花汤、菜汤、果汁等）、半流质（如稀饭、面条等）饮食，少食多餐，避免过饱影响呼吸。喂食时应细心、耐心，防止呛咳引起窒息。

保持良好的生活环境

室内空气要新鲜，适当通风换气。室温最好维持在 18～22℃，湿度在 50%～70%，冬天可使用加湿器或在暖气上放水槽、湿布等，也可在火炉上放一水壶，将盖打开，让水汽蒸发。因为室内空气太干燥，会影响痰液排出。

注意呼吸道护理

1.安静时可平卧，须经常给孩子翻身变换体位，可促进痰液排出。

2.及时清除呼吸道分泌物，鼓励患儿多饮水，防止痰液黏稠不易咳出；给予超声雾化吸入，以稀释痰液便于咳出，必要时吸痰。

3.对于痰多的患儿，家长可将患儿抱起，轻轻拍打其背部，以助痰液排出。对卧床不起的患儿，应经常变动其体位，这样既可防止肺部淤血，也可使痰液容易排出，有助于患儿康复。

4.遵医嘱给予祛痰剂，如复方甘草合剂、支气管解痉剂等。

5.注意穿衣盖被均不宜太厚，过热会使孩子烦躁而诱发气喘，加重呼吸困难。

密切观察孩子的变化

如有睡眠不安、哭闹或吃奶少等现象，应及时向医生咨询。

小儿肺炎治疗 1 周左右才能好转，1～2 周甚至更长的时间才能痊愈。有些家长往往往过于着急，即使孩子精神状态及一般情况都好，咳喘也不重，只是因为体温未退，就一天跑几趟医院，使患儿得不到休息，加之医院里患者集中，空气不好，容易使患儿再感染其他疾病，对康复反而不利。

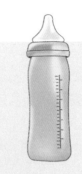

儿科医生李爱科贴心叮嘱

高热时需要"特殊照顾"

1. 给患儿多喝水，物理降温，如用冰袋敷前额、腋窝、腹股沟处；口服对乙酰氨基酚或布洛芬等。
2. 对营养不良的体弱患儿，不宜用退烧药或酒精擦浴，可用温水擦浴或中药清热。
3. 降温后半小时测量体温，观察降温情况，防止虚脱。
4. 做好晚间护理，保持皮肤、口腔清洁，尤其是多汗的患儿要及时更换潮湿的衣服，并用热毛巾把汗液擦干，这对皮肤散热及抵抗病菌有好处。随时保持床单柔软、平整、干燥、无碎渣。

呛奶的患儿，可在奶中加婴儿米粉，使奶变稠，患儿吃这样的奶，可减少呛奶。

小儿肺炎的预防

新生儿肺炎的预防

羊水或胎粪吸入性肺炎，预防的关键是防止胎儿发生宫内缺氧。母亲在怀孕期间定期做产前检查是非常必要的，尤其是在怀孕末期，可以及时发现胎儿宫内缺氧的问题，如发现有妊高征、胎位不正、脐带缠绕或受压、过期妊娠等可能引起胎儿宫内缺氧的因素，产科医生会采取相应的监护和治疗措施，以尽量减少吸入性肺炎的发生及减轻疾病的严重程度。

要给孩子布置一个洁净舒适的生活空间，孩子所用的衣被、尿布应柔软、干净，哺乳用的用具应消毒。父母和其他接触孩子的亲属在护理新生儿时注意洗手。

特别要强调的是，患感冒的成人要尽量避免接触新生儿，若母亲感冒，应戴口罩照顾孩子和喂奶。

这样做 孩子不感冒 不发烧

接种肺炎疫苗

接种肺炎疫苗是预防肺炎的一种好办法，现在的肺炎疫苗属于二类疫苗，需要自费自愿接种。通过注射疫苗（肺炎链球菌疫苗和 B 型流感嗜血杆菌疫苗），可以避免肺炎死亡及肺炎并发症的发生。

加强体育锻炼

首先平时应注意增强孩子体质，让孩子多进行户外活动、多晒太阳或者开展适合孩子年龄的各种体操等，提高小儿对疾病的抵抗力。通过跑步、球类运动等增强体质、预防感冒。

避免接触呼吸道感染的孩子

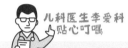

在流感或其他呼吸道感染性疾病流行时，要积极预防。比如，对于年龄稍大、在群体生活的学龄儿童来说，更易患支原体肺炎，而支原体肺炎（感染的潜伏期较长，可达 2~3 周）每隔 3~7 年发生一次地区性流行，所以一旦周围患者增多，就要减少孩子出门，不要让孩子去人多的地方。患儿治疗要彻底，患病期间要注意隔离。

儿科医生李爱科贴心叮嘱

警惕肺炎复发

小儿肺炎痊愈后，家长不要掉以轻心，特别要注意预防小儿上呼吸道感染，谨防小儿肺炎的复发。

以下情况应及时就医

在家中治疗和护理的过程中，如果孩子出现以下症状，建议及时就医：

发现患儿出现呼吸加快、烦躁不安、面色发灰、喘憋出汗、口周青紫等症状。

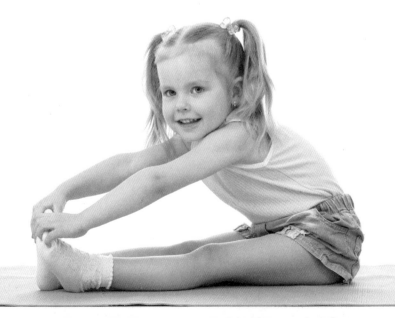

孩子感冒后脓鼻涕一直流，小心急性鼻窦炎

孩子感冒老不好，脓鼻涕一直流，还伴有鼻塞、咳嗽等，应该带孩子到医院检查一下，看看孩子是否得了急性鼻窦炎。

什么是急性鼻窦炎

急性鼻窦炎是孩子感冒或过敏性鼻炎等疾病下，最常见的并发症之一。它的发病率大约在 6%~7%，也就是说，每 100 个感冒的孩子中会有一个是急性鼻窦炎。

老人常说：感冒时流出黄色的、浑浊的或者脓状的鼻涕，就意味着孩子得了鼻窦炎，其实也不一定。下面我们先来了解一下感冒的病程。

大部分感冒开始时会流清水样的鼻涕，随着病程的发展，鼻涕会慢慢变黏稠不透明，甚至脓黄鼻涕，然后鼻涕就没有了。有时还会转为清水样的鼻涕，然后慢慢消失。

大部分病毒性感冒，鼻涕会由清水样到脓性再到清水样，一般会持续 5~7 天。在此期间，如果孩子体温不超过 39℃，且没有脓鼻涕或其他症状，是不需要用抗生素也能自愈的。

有些感冒初期孩子体温可达 38℃ 以上，发热会持续 1~2 天，然后自然退热。如果是流感，发热可能会持续 3~5 天，甚至 1 周。发热退了之后，感冒的其他症状，如流鼻涕、鼻塞、打喷嚏、咳嗽等会开始增多或加重，一般在 3~6 天达到高峰，5~7 天开始有所缓解。还有些孩子可能在 10 天以后还会有轻微的感冒症状，比如偶尔有点鼻涕或一天咳嗽两声，不影响日常生活，一般会慢慢好转。

但是，如果遇到下面情况，可能是急性细菌性鼻窦炎：

> 孩子鼻涕、咳嗽、鼻塞等症状一直存在，既不好转，也不恶化，且持续超过 10 天
>
> 孩子鼻涕、咳嗽、鼻塞等症状好转几天后，又加重超过 3~4 天

也就是说，孩子是否患急性鼻窦炎，不仅要看症状，还要看鼻涕流了多少天或是否加重。

急性鼻窦炎的表现

持续的鼻窦炎	指任何性状的鼻涕（如清鼻涕或浓稠鼻涕）或白天咳嗽或两者都有，持续超过 10 天，既没有好转，也没有加重。
严重的鼻窦炎	指感冒初期就持续高热且流脓黄鼻涕，也就是体温超过 39℃且超过 3 天。
逐渐加重的鼻窦炎	初期是病毒性感冒症状，且有所好转，又并发了细菌感染，使感冒症状加重。比如开始发热了，体温超过 38℃，或鼻涕、咳嗽等反复出现，且加重。

一旦确诊孩子为急性鼻窦炎，如果症状较轻，可持续观察 3 天，一般会慢慢好了，但如果这 3 天中孩子症状加重，请遵医嘱采取相应措施。

怀疑得了急性鼻窦炎，可能做的相关检查

鼻内镜检查	是诊断鼻窦炎的有力线索，但有些孩子因年龄小，往往不能好好配合
鼻窦的细菌培养	对于鼻窦炎治疗效果不好的孩子或有免疫缺陷等基础疾病的孩子，这项检查必须做。而没有并发症的细菌性鼻窦炎没必要做
拍片子	有助于判断孩子感冒后出现持续症状或加重症状是否是鼻窦炎，但无法鉴别是病毒性还是细菌性的鼻窦炎

需要注意：急性鼻窦炎的诊断，更多的依据是孩子的表现和医生检查结果。

急性鼻窦炎的日常护理

1. 应卧床休息和多饮水。孩子卧室应定时通风，保持室内空气清新，但要避免直吹孩子。

2. 每日早晨可用冷水洗脸冲洗鼻腔（详见本书 32～33 页），以增强鼻腔黏膜的适应能力及抗病能力。

孩子腮帮子肿痛，
小心可能是流行性腮腺炎

有些孩子发热时，会伴有腮帮子肿痛，此时应小心可能得了流行性腮腺炎。

什么是流行性腮腺炎

流行性腮腺炎也叫痄腮，是一种由病毒引发的传染性疾病。

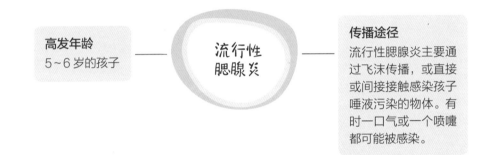

高发年龄
5~6岁的孩子

**流行性
腮腺炎**

传播途径
流行性腮腺炎主要通过飞沫传播，或直接或间接接触感染孩子唾液污染的物体。有时一口气或一个喷嚏都可能被感染。

流行性腮腺炎的症状

流行性腮腺炎最常见的症状是腮腺胀痛。腮腺位于两侧脸颊靠近耳朵的地方，主要功能是分泌唾液。腮腺炎时吃些比较酸的食物，如柠檬等，腮帮子会感到特别疼。

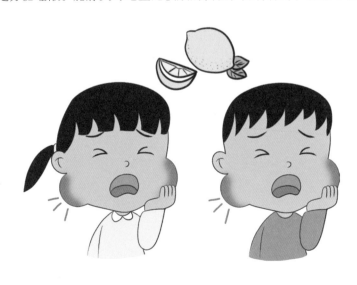

除了腮腺肿痛外，还有以下的症状：

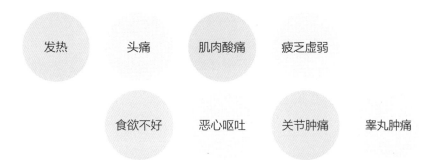

发热　头痛　肌肉酸痛　疲乏虚弱

食欲不好　恶心呕吐　关节肿痛　睾丸肿痛

流行腮腺炎典型症状在感染 16～18 天会出现，被感染的孩子在腮腺肿胀前 1～2 天就已经被传染了，且传染性可持续到肿胀后的 5 天左右。但并不是所有感染腮腺炎的孩子都有明显的症状，一些轻的基本没有什么症状，大部分会在几周内痊愈。

流行性腮腺炎的并发症

虽然流行性腮腺炎本身并不会造成特别严重的症状，但少数孩子可能会出现一些并发症，应该及时治疗。

并发症	详述	调理
脑膜炎	大约有 10% 的孩子可能会并发脑膜炎	如果孩子发热、流泪、流鼻涕、双眼发红、怕光等，应及时就医
耳聋	流行性腮腺炎可能会影响孩子的听力，造成暂时或永久的耳聋	如果孩子听力有问题，应及时就医
睾丸炎	局部疼痛，阴茎肿胀，皮肤发红	可用棉花及丁字带将睾丸托起局部冷敷以减轻疼痛，应及时就医

流行性腮腺炎的护理

如果孩子得了流行性腮腺炎，除了等孩子慢慢痊愈外，还可以采取以下的措施让孩子舒服一些：

1. 保证孩子充足休息。

2. 吃些细软的食物，如面条、粥等。

3. 让孩子多喝水，以防止脱水。

如果发现孩子症状加重，尤其出现肚子疼、没力气等症状时，应及时就医。

接种流行性腮腺炎疫苗是最好的预防

流行性腮腺炎没有什么有效的治疗方法，最有效的手段是通过接种麻腮风三联疫苗进行预防。

我国一般安排孩子在 18～24 个月接种第一针麻腮风三联疫苗，在 4～6 岁时接种第二针。接种疫苗，才是对孩子最大的保护。

流行性腮腺炎具有传染性

流行性腮腺炎具有传染性，可传染给没得过腮腺炎的孩子或没有接种过腮腺炎疫苗的孩子，一般需要隔离到腮肿消失为止。

以下情况应及时就医

如果孩子出现以下症状，建议及时就医：

腮腺的肿胀、疼痛、发烧不退。

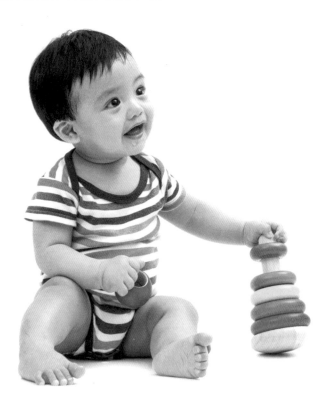

宝宝咽肿发热，
小心疱疹性咽峡炎

什么是疱疹性咽峡炎

　　疱疹性咽峡炎是由病毒感染引起的疾病，具有很强的传染性，如果孩子感染上，一定要做好隔离、消毒措施。

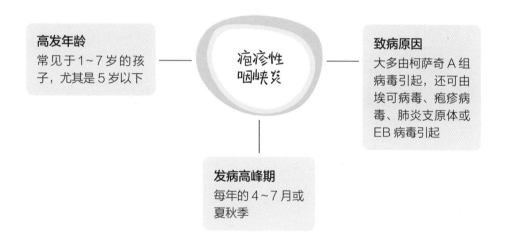

高发年龄
常见于 1~7 岁的孩子，尤其是 5 岁以下

疱疹性咽峡炎

致病原因
大多由柯萨奇 A 组病毒引起，还可由埃可病毒、疱疹病毒、肺炎支原体或EB 病毒引起

发病高峰期
每年的 4~7 月或夏秋季

　　孩子发热一般会持续 2~4 天，大多数情况下，疱疹性咽峡炎预后良好，有自限性过程，病程一般为 4~6 天，少数达 2 周，所以家长不必过于担心。

疱疹性咽峡炎症状

　　得了疱疹性咽峡炎的孩子可能有高热、流口水、不爱吃饭等症状，大一点的孩子会说嗓子痛，这是因为他们的嘴巴里、咽峡部长了灰白色的疱疹或者溃疡，会很痛。症状严重的宝宝，可能会出现呕吐甚至抽搐。

孩子患有疱疹性咽峡炎的护理

　　疱疹性咽峡炎虽然没有重症手足口病那么严重，但也要提高警惕，及早发现，及早治疗。如果孩子患了疱疹性咽峡炎，应做好护理工作。

孩子应尽量待在家里，最好等体温正常、疱疹消退后再隔离1周。一般来说，需要隔离2周，尤其是发病传染性最强的第一周。需要注意以下几点：

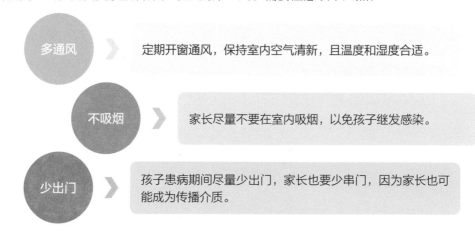

多通风 定期开窗通风，保持室内空气清新，且温度和湿度合适。

不吸烟 家长尽量不要在室内吸烟，以免孩子继发感染。

少出门 孩子患病期间尽量少出门，家长也要少串门，因为家长也可能成为传播介质。

观察病情

具体来说，主要观察下面三方面：

1. 是否出现新的症状？

2. 原有症状是否加重？

3. 有无危重信号出现？

如遇到下面症状，及时就医：

> 超过24小时持续高热不退，即使服用退烧药也无效；
>
> 一整天不小便或小便少；
>
> 精神萎靡、烦躁不安、嗜睡；
>
> 呼吸急促、四肢冰冷、大汗淋漓；
>
> 频繁呕吐；
>
> 头痛难忍；
>
> 四肢抖动、站立不稳。

对于孩子的体温，一般每4个小时测一次。如果孩子腋下体温＞38.5℃，每1～2小时测一次体温，并要注意有无烦躁不安、有无寒战、有无胡言乱语、有无出现幻觉或抽搐等情况，退烧后1小时，应再次测量体温。

清淡饮食	孩子宜吃些清淡、可口、易消化的食物，如面汤、稀饭、米糊、母乳等，避免辛辣、刺激等食物
口腔卫生	饭后应用温水漱口，如果无法漱口可以直接喝
勤洗手	让孩子使用肥皂或洗手液且用流动水洗手，干净毛巾擦手
多休息	发病第一周休息最重要
溃疡处涂鱼肝油	孩子溃疡处可以涂抹鱼肝油，有助于缓解疼痛

虽然疱疹性咽峡炎治疗没有什么特效药但它可自愈，也不需要什么特殊治疗，只要对症护理即可，护理多以缓解孩子不适感为目的。

需注意，若孩子发热，千万不要捂汗或温水擦浴，这样会增加孩子的不适感，不利于病情恢复。如果孩子发热有不适感可考虑用退烧药，让孩子舒服一些。

疱疹性咽峡炎的预防

预防才是最重要的。疱疹性咽峡炎的预防措施和手足口病的一样，首先要注意个人卫生，如勤洗手等，其次，要少去人多的地方。

以下情况应及时就医

如果孩子出现以下症状，建议及时就医：

1. 如果咽部发热引起疼痛，甚至拒食、滴水不进或者出现一些脱水的表现。

2. 如果孩子高热不退，精神差，出现抽搐，频繁的呕吐，面色苍白。

3. 如果孩子呼吸困难，呼吸频率加快，如，新生儿~2个月>60次/分钟；2~12个月>50次/分钟；1~5岁>40次/分钟；5岁以上孩子>30次/分钟。

积食也会引起发热

孩子发热是比较常见的现象，引起的原因也比较多，下面我们一起来介绍一下积食引起的发热。

为什么积食会发热

积食是指孩子吃太多损伤了脾胃，导致食物滞留肠胃形成胃肠道疾病。而孩子的消化系统尚未完善，消化能力较差，加上进食无法自我控制，如果家长喂养稍不注意，就会导致消化功能紊乱，食物积滞久了会郁而化热，热与积滞相结合，会产生内热，内热无法及时排除，势必外发而表现发热。

如何判断孩子是积食发热

一般来说，孩子积食发热会有下列典型症状，所以家长可以通过下列的症状来判断孩子是否是积食发热。

突然发热	没有其他明显症状，只是体温常在 38~39℃ 之间
食欲下降	看见食物无兴趣，2 天无大便或大便干，腹胀，轻拍时有蹦蹦响声
手脚心发热	手心、脚心发热
精神状态正常	孩子精神状态和平时没有什么特别之处

孩子积食发热的日常护理

吃些流食

孩子积食发热时，应吃些流食，如汤、粥、牛奶等，再吃些清淡的蔬菜，千万不要强迫孩子吃饭。

物理降温

积食引起的发热，如果立刻用退烧药会降低机体抵抗病菌的能力。如果孩子体温不超过 38.5℃，建议用减少衣服、减少被褥等方式降温。此外，让孩子多喝水，补充因发热带走的水分，促进新陈代谢，还能带走一些内热。

做做按摩

孩子积食发热时，可以用掌心顺时针方向按摩孩子的腹部，促进孩子排便，也有利于散热。但按摩腹部不要上下左右随便揉，因为大肠始于右下腹，终于左下腹，如果想把大便往外推，就得把它往出口那头赶，所以应该顺时针方向按揉。

多多运动

很多孩子吃饭后，没多久就睡觉，这样不利于消化，就容易导致积食，因此，在孩子吃完饭后，爸爸妈妈可以带孩子适当运动一下，不仅可以加速孩子肠道蠕动，促进消化，还能提升孩子的抵抗力，增强亲子之间的感情，如散散步等，不要剧烈运动。

积食小偏方——焦三仙：消食导滞、健运脾胃

配方：焦麦芽、焦山楂、焦神曲（焦三仙）、炒鸡内金各10克。

做法：将上述药材加水熬制、滤渣后喝水即可。

功效解析：焦三仙是焦山楂、焦麦芽、焦神曲，这三味药均有良好的消积化滞功能。其中焦山楂是去肉食之积的，焦麦芽和神曲是清谷面之积的。炒鸡内金有化瘀消积的作用，对于促进脾胃功能很有好处。

温馨提醒：5岁以上的孩子，一天喝3次，一般连喝两三天；5岁以下的孩子可以自己酌情减量，比如3岁以下孩子用一半的量等。

中成药——小儿化食丸

功效：消食化滞、泻火通便。

主治：用于食滞化热所致的积滞，症见厌食、烦躁、恶心呕吐、口渴、脘腹胀满、大便干燥。

用法用量：口服。周岁以内一次1丸，周岁以上一次2丸，一日2次。

以下情况应及时就医

当孩子出现积食发热，但温度不是特别高，可反复时间有点长时，应及时就医。

孩子发热、上吐下泻停不住，有可能是秋季腹泻

什么是秋季腹泻

孩子发热时，伴有上吐下泻、哭闹、尿黄少等症状，可能得了秋季腹泻。

秋季腹泻主要是由轮状病毒、柯萨奇病毒、ECHO 病毒（即人类肠道致细胞病变的孤儿病毒）引起的，而 60% 的孩子腹泻是由轮状病毒感染引起的。这种病毒在显微镜下观察，发现外形貌似车轮，所以称为轮状病毒。

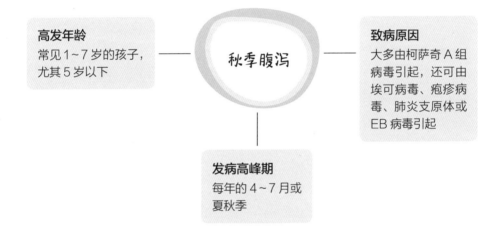

高发年龄
常见 1~7 岁的孩子，尤其 5 岁以下

秋季腹泻

致病原因
大多由柯萨奇 A 组病毒引起，还可由埃可病毒、疱疹病毒、肺炎支原体或 EB 病毒引起

发病高峰期
每年的 4~7 月或夏秋季

秋季腹泻是一种自限性疾病，也就是不治疗，护理好，大部分会自己好的。但需要特别注意两点：

1. 孩子感染轮状病毒后，可能发生严重脱水和电解质丢失，严重时危及生命。

2. 对于 2 岁以下的孩子，轮状病毒危害极大，需严密预防传染。

如何判断孩子是否感染了秋季腹泻

秋季腹泻起病急，发病快，孩子一旦感染了，在初期会有发烧和上吐下泻（可持续 2~7 天）的症状。

如果孩子有发烧、上吐下泻的症状，家长可根据孩子大便情况判断是否感染了秋季腹泻，而大便呈蛋花汤样是秋季腹泻的典型症状。

如果家长无法判断，可以在孩子排便 2 小时内，带孩子的大便样本去医院化验。此时可以不带孩子，但孩子的大便一定要用保鲜袋储存。

孩子患秋季腹泻如何护理

孩子一旦感染秋季腹泻，可能会因呕吐和上吐下泻而出现轻度或重度脱水。

轻度脱水时这样做

孩子轻度脱水时，会伴有哭时没有眼泪、眼眶凹陷、口唇干、尿量减少、精神萎靡、腹部凹陷、皮肤弹性降低等。

家长可以根据孩子的症状，对症调理。

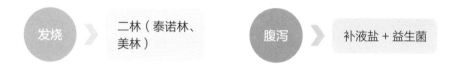

| 发烧 | ▶ | 二林（泰诺林、美林） | 腹泻 | ▶ | 补液盐 + 益生菌 |

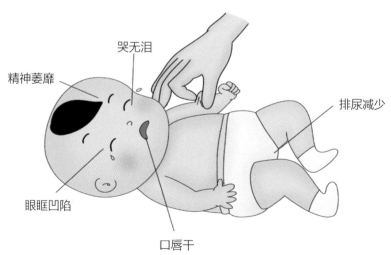

孩子脱水后的表现

精神萎靡

哭无泪

排尿减少

眼眶凹陷

口唇干

如果孩子发烧了，可用退烧药退烧，3 个月以上的孩子可用泰诺林，6 个月以上的孩子可用美林。

如果孩子出现轻度脱水的症状，可给孩子口服补液盐（药店可购买），其中的钠、钾及水分，可预防和调理轻度脱水。此外，还可以给孩子服用益生菌，帮助孩子调节因腹泻而导致的肠道菌群失衡，使用时按照说明书即可，少量多次喂服。

母乳喂养	母乳喂养的孩子应继续母乳喂养，但如果喂奶后迅速引起大量腹泻导致脱水时，应考虑改为含乳糖的配方奶粉喂养，腹泻好转后再继续母乳喂养
人工喂养	人工喂养的孩子应使用不含乳糖的配方奶粉喂养，腹泻停止后，逐渐恢复原来的配方奶粉
添加辅食后	孩子可继续原来的辅食，尽量给孩子吃些富含钾的食物，可缓解孩子的脱水症状，如香蕉等

预防秋季腹泻这样做

多吃富含维生素 C 的食物

坚持母乳喂养能降低孩子感染的概率。添加辅食的孩子，可以给孩子吃些富含维生素 C 的蔬菜和水果，如柚子、猕猴桃等。

勤洗手

勤洗手可大大减少感染的概率，同时，家长外出回来也要勤洗手。

接种轮状病毒疫苗

目前减少重症腹泻病和死亡的最好方法就是接种轮状病毒疫苗。轮状病毒疫苗是口服疫苗，6 个月以上的孩子可接种，属于自费疫苗。疫苗的保护率大概在 72% 左右，重症腹泻保护率可达 70% 左右，虽然不能百分百预防，但能最大程度减少患病的可能，给孩子多一层保护伞。

以下情况应及时就医

1. 当孩子出现眼窝深陷、不喝水、昏迷、表情淡漠的症状时，说明已经严重脱水了。

2. 如果家长无法判断孩子脱水程度，或无法妥当照顾孩子，应及时就诊。

突然高热，嗓子痛，
可能是猩红热

什么是猩红热

猩红热是由 A 族乙型溶血性链球菌引起的急性呼吸道传染病。

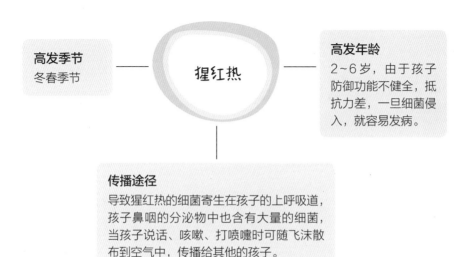

高发季节
冬春季节

猩红热

高发年龄
2~6岁，由于孩子防御功能不健全，抵抗力差，一旦细菌侵入，就容易发病。

传播途径
导致猩红热的细菌寄生在孩子的上呼吸道，孩子鼻咽的分泌物中也含有大量的细菌，当孩子说话、咳嗽、打喷嚏时可随飞沫散布到空气中，传播给其他的孩子。

猩红热的表现

一般来说，猩红热可分为三期：

前期——孩子突然发热，伴有咽痛、头痛、呕吐、全身不适等症状。舌苔发白、舌尖及边缘红肿、舌乳头呈白色，发病4~5天，白苔脱落，舌头表面变光滑，呈鲜红色，舌乳头红肿凸起。

出疹期——一般12小时内出疹（部分孩子会超过2天），先在颈部、腋下、腹股沟等部位出疹，24小时内遍布全身。皮疹呈红色，有些像鸡皮，非常密集，点疹发红，偶尔可见正常皮肤。

恢复期——皮疹按照出疹顺序逐渐消退，孩子体温恢复正常。

猩红热的护理

猩红热是孩子易发的一种疾病，家长应严密观察发病早期的症状，及时就医。一旦孩子得了猩红热，应先把孩子隔离，同时进行治疗，一般 10 天左右会痊愈。

切断传染源	猩红热的传染性很强，但目前尚未有疫苗预防，所以应注意切断传染源，鉴于猩红热经飞沫传播，要少带孩子去公共场合
休息加营养	家长要让孩子多休息、多喝水，吃些清淡易消化的食物，如冬瓜汤、面条、粥等
通风和消毒	孩子居室应经常通风，每天开窗换气，保持室内空气清新。此外，孩子的餐具、用品等要每天消毒。当孩子病情康复后，家里要进行一次全面的消毒，孩子的被褥要放到太阳底下暴晒消毒
药物治疗	如果孩子有猩红热的症状，应及时就医，医生会根据孩子病情对症给药治疗，家长一定要遵医嘱，以免加重病情

以下情况应及时就医

如果孩子出现以下症状，建议及时就医：

1.如果孩子得了猩红热后高热不退，体温 40℃以上，且出现头痛、呕吐等症状，可能得了中毒型猩红热。

2.如果孩子出现心慌气短、疲乏无力、脉搏加快，甚至呼吸困难，可能并发了心肌炎。

3.如果孩子体温一直不退，颌下淋巴结红、肿、热、痛，可能并发了颌下蜂窝织炎。

4.如果孩子在发病 2~3 周，出现浓茶色尿，腰痛或全身水肿，可能并发了肾炎。

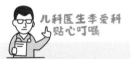
儿科医生李爱科
贴心叮嘱

区分宝宝猩红热和过敏

不少家长认为猩红热和过敏都发烧，很难分辨，其实非常容易鉴定。

猩红热是链球菌感染，出现高热的同时并发呼吸道症状，并出现中度精神不振的表现；而过敏可能引起发热，但多是低热，很少出现高热。猩红热需要使用青霉素类的抗生素药物治疗；而过敏时需要去医院排查过敏原，并使用抗过敏的药物。

孩子发热的常见误区

误区一：孩子发热立马去医院或者频繁去医院检查

不建议孩子发热立马去医院。因为发热 24 小时内血液中白细胞及分类很难反映出引起发热的原因是病毒还是细菌感染，所以，如果孩子没有其他明显症状时，可以在家护理：

1. 给孩子测量体温，如果体温超过 38.5℃时，给孩子服用退烧药，一定要注意药物剂量是否合适；记住药名和剂量，方便看病时向医生详细叙述。

2. 多给孩子饮水。

3. 在保证体温不超过 38.5℃时，要注意孩子是否存在咳嗽、呕吐、腹泻等症状，如果有应就医。

孩子发热时不建议频繁去医院，主要是以下原因：

1 〉 医院是疾病密集地，很容易交叉感染。

2 〉 发热是疾病的症状，至少要 3 天。

3 〉 一次看病得到医生的建议后，在家遵医嘱即可。

误区二：相信一些民间没有科学依据的偏方

有些孩子发热后，家长过于担心，往往会听信一些民间没有科学依据的偏方，结果给孩子造成更大的伤害。如孩子发热，家长用蒜泥搓脚心，结果用力过大，将孩子脚心搓出大泡，经过几天体温恢复了正常，可脚心大泡的恢复也需要时间，反而给孩子造成了伤害。

高热本身并不可怕，只有孩子出现热性惊厥才可能会伤害大脑，所以体温超过38.5℃时需服用退热药。如果孩子只是高热，没有其他不适症状，只要服用退烧热和细心护理即可。千万不能因为着急，采取一些没有科学依据的偏方，给孩子造成二次伤害。

误区三：孩子经常发热一定是免疫力低下

对于频繁出现高热（每年超过4次）的孩子，应考虑是否免疫力低下，但也不能忽略过敏。在免疫系统的反应上，两种是截然相反的。免疫力低下可表现为免疫球蛋白A或G偏低，而过敏可表现为免疫球蛋白E增高。所以，当孩子发热时，一定要确定引发原因，千万不能盲目给孩子使用提高免疫力的药物。

误区四：孩子发热了消耗太多，应多补充营养

孩子发热后，食欲和精神没有平时好，身体比较虚弱，家长看了会心疼，就想着多给孩子补充点营养来恢复体力。但是，孩子生病时进食大量高蛋白、高脂肪的高热量食物，会加重消化道负担，反而导致消化不良。所以孩子生病时饮食应以易消化、流质的食物为主，等孩子康复了再慢慢增加食物的量。

误区五：孩子发热一定要卧床休息

孩子发热，一般没什么精神，此时让孩子休息有利于身体的恢复，但让孩子休息并不一定要卧床休息甚至睡觉。如果孩子不愿意睡觉或卧床，可尊重孩子的意愿，选择让孩子安静玩耍的玩具或图书。如果孩子想去户外活动也是可以的，但孩子发热是由传染性疾病引起的，为了避免传染给其他孩子，尽量不要外出活动。

总之，请各位家长记住：发热对孩子病情有利但会引起不适，所以应密切观察孩子的精神状态，警惕一些并发症，以孩子怎么舒服怎么来为原则，尽量避开以上误区。

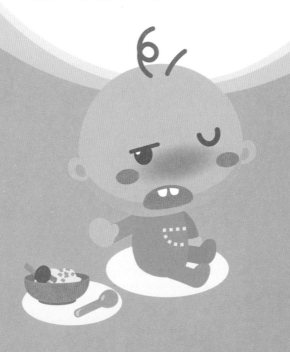

第 **6** 章

常见的食物，
是孩子感冒发烧
期间的最佳补给

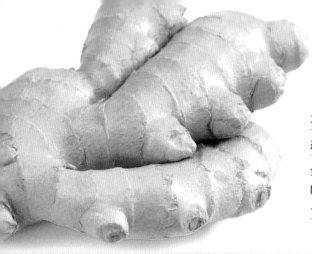

功效：暖胃祛寒、开胃促消化、杀菌。

适合年龄：1岁以上的孩子

如何烹调更有效：生姜表皮中含有较多的营养成分，在食用时应该少去皮或不去皮，避免营养成分浪费。

生姜

缓解流鼻涕等不适，适合风寒感冒的孩子

生姜属于辛温发散的药物，可以缓解风寒感冒引起的流鼻涕等不适。生姜煎汤，加红糖趁热服用，孩子会微微发汗排出外寒，也可以用来预防风寒感冒。

姜糖水

材料： 生姜片20克，红糖适量。

做法： 将生姜片洗净，置小锅内，加水约500毫升煎到小半碗，去渣留汁，加入红糖调味。让孩子趁热喝，每晚1剂，连服3次。

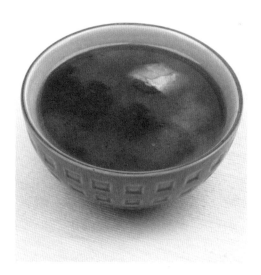

温馨提醒：生姜片可辛温解表，缓解风寒感冒引起的流鼻涕、咳嗽等症状，但生姜的口感大多数孩子不喜欢，此时，搭配甜甜的红糖，会让孩子喜欢一些，只要孩子能喝进去，就能在一定程度上缓解风寒感冒。

此外，如果家长还想给孩子补充点能量，可以试试生姜大米粥。

生姜
散寒发汗，解表祛风

+

大米
健脾养胃、止渴除烦

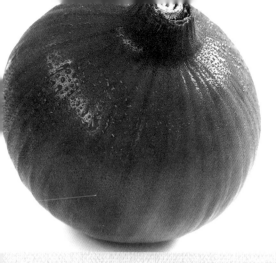

功效：促进消化、杀菌消炎、祛痰利尿。

适合年龄：1岁以上的孩子

如何烹调更有效：给孩子食用洋葱时，可以将洋葱切碎做成洋葱饼（不要太多哦，否则孩子会不喜欢的），既降低了洋葱的辣味，还保留了洋葱的营养，两全其美。

洋葱

杀菌效果好，对流感引起的感冒有辅助作用

洋葱中含有植物杀菌素，如大蒜素等，有较强的杀菌能力，可有效抵御流感病毒，对流感引起的感冒有辅助调理作用。此外，这种植物杀菌素经由呼吸道、泌尿道、汗腺排出时，能刺激这些位置的细胞分泌，有利尿、发汗的作用，所以对缓解风寒感冒效果也不错。

洋葱粥

材料：洋葱 30 克，大米 50 克。

做法：

1. 洋葱洗净，去掉老皮，切碎；大米洗净，用水浸泡 30 分钟。
2. 将洋葱碎、大米和适量水一起放入锅中煮成稀粥即可。

温馨提醒：孩子感冒时，喝碗此粥暖洋洋的，既能杀菌又能发汗，对细菌引起的感冒和风寒感冒都有很好的调理作用。

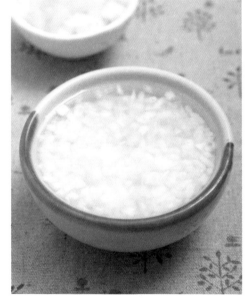

此外，如果家长还想给孩子补充点能量，可以试试洋葱饼。

洋葱
发散风寒，健脾理气

\+

面粉
健脾养胃、止渴除烦

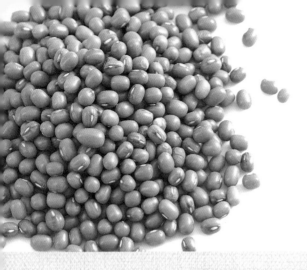

功效：清凉解毒、利尿明目。

适合年龄：1岁以上的孩子

如何烹调更有效：给孩子煮绿豆时不要用铁锅，因为绿豆皮中的类黄酮和铁离子作用后，可能形成颜色较深的复合物，孩子食用后会造成肠胃不适和消化不良，建议用砂锅煮绿豆。

绿豆

减轻发热、全身出汗等症状

绿豆性凉、味甘，归心、胃经，具有清凉解毒、利尿明目的功效，对于孩子感冒发热、全身冒汗有调理作用。

白菜绿豆饮

材料： 白菜根适量，绿豆30克。

做法： 白菜根洗净，切片。绿豆洗净，放入锅中，加适量水，煮至半熟，然后加入白菜根片同煮，煮至绿豆开花、菜根熟烂即可。

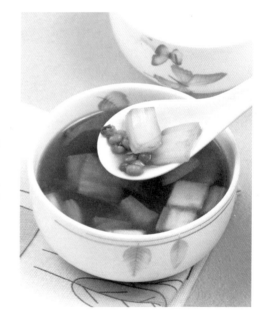

温馨提醒：白菜根有养胃生津、清热除燥、通便等功效；绿豆能清热除燥、解毒利便。两者一同煮汤饮用，对缓解孩子发热、出汗等有很好的效果。

此外，如果孩子不喜欢白菜的话，可以直接煮绿豆汤，或者绿豆冬瓜粥，既可以缓解感冒，也可以补充能量。

绿豆

清热解毒、利尿除烦、止渴健胃

+

冬瓜

水分多，帮助清热消肿

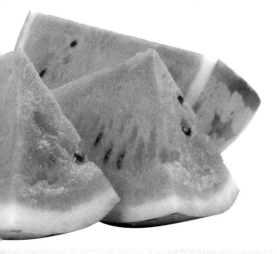

功效：解暑生津、利尿消肿。

适合年龄：8个月以上的孩子

如何烹调更有效：对于孩子来说，最好吃整块（去子）西瓜，既可以让孩子感受食物的形态，还可以保留完整的营养，但吃完西瓜记得给孩子漱口哦！

西瓜

补充孩子因发热而流失的水分

西瓜堪称"盛夏之王"，清爽解渴，味道甘甜多汁，适合因发热而流失大量水分的孩子，而且吃西瓜还会增加排尿量，有利于感冒的康复。

西瓜

材料： 西瓜肉50克。

做法： 西瓜肉去子，切小块，直接喂给孩子就行。

温馨提醒：风寒感冒初期不建议吃西瓜，因为此时吃西瓜相当于吃清热的药物，会加重病情。但当感冒出现高热、口渴时可以喝点西瓜汁，有利于感冒的痊愈。喝些西瓜汁可以清热、利尿，还有利于促进毒素的排泄，加速感冒的康复。

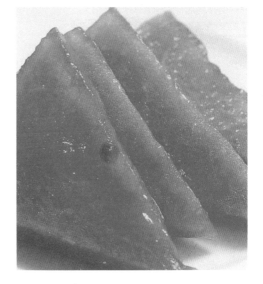

此外，如果孩子大一点，加点薄荷，可以增加散热的效果。可以喝薄荷西瓜汁，因为薄荷味道有些孩子可能不太喜欢，可以加点白糖，增加口感。

西瓜
解暑生津、利尿消肿、消除疲劳

+

薄荷
清新怡神，疏风散热，增进食欲，帮助消化

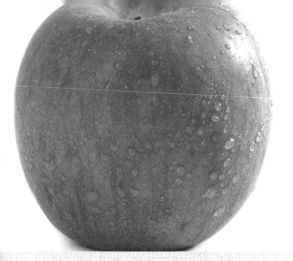

功效：补脑养血、宁神安眠。

适合年龄：8个月以上的孩子

如何烹调更有效：当孩子长牙时，可以将苹果切成条状，让孩子咀嚼，既可以锻炼乳牙，又可以吃到完整的营养。

补充维生素C，提高免疫力

苹果

苹果含有丰富的维生素C，孩子感冒期间多吃苹果，不仅可以补充维生素C，提高身体免疫力，还能抵抗感冒病毒。鲜苹果汁是不错的选择，因为苹果汁中含有大量的维生素C，既可以补充体内营养需要，还能中和体内的毒素。

苹果条

材料： 苹果50克。

做法： 苹果洗净，去皮、去核，切小条，直接给孩子食用（注意安全）。

温馨提醒：苹果条最好现切现吃，这样可以更多保留苹果中的营养，抵抗感冒病毒。吃完苹果条后要让孩子漱口，以免损害牙齿健康。

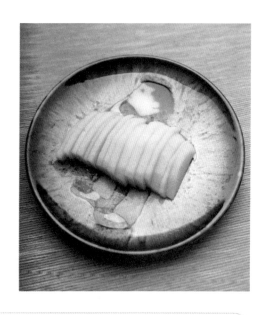

此外，如果比较喜欢吃苹果条，而不喜欢吃蔬菜时，可以将苹果和胡萝卜一起打成汁，既可以补充维生素C，还能补充胡萝卜素，有利于孩子身体的康复。

苹果

生津止渴、润肺除烦、健脾益胃

+

胡萝卜

补肝明目，清热解毒

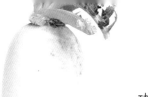

功效：消炎止咳、促进消化。

适合年龄：1岁以上的孩子

如何烹调更有效：给孩子食用白萝卜时，尽量保留白萝卜皮，因皮中有辣味的芥子油很容易被鼻腔黏膜吸收，对缓解感冒鼻塞有一定的好处。

缓解风热感冒

白萝卜

白萝卜是家里常见的一种食材，它不仅味道干脆爽口，也是缓解风热感冒的佳品。白萝卜性凉味辛、甘，归肺、胃经，《本草纲目》中称之为"蔬中最有利者"，特别是其有消食、理气、止咳、化痰的食疗功效，因此有"饮白萝卜汁作为感冒辅助治疗"的说法。

白萝卜水

材料： 白萝卜30克，蜂蜜、白胡椒粉各适量。

做法： 白萝卜洗净，切薄片，放入锅中，加适量水煮沸，放白胡椒和蜂蜜调味，放温后给孩子喝即可。

温馨提醒：一天可以喝3次。最好在宝宝睡觉之前喝，宝宝再出出汗效果就更好了。

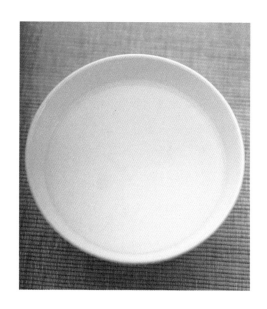

此外，如果孩子风热感冒严重，可以煮白萝卜水时加点香菜、生姜，也可以加点蜂蜜调味，搭配食用发汗、散热效果更好。

生姜 +
散寒发汗，
解表祛风

白萝卜 +
清热解毒

香菜
发汗、消食

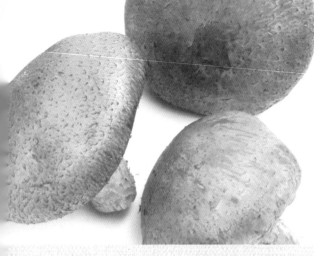

功效：健胃益气。

适合年龄：1岁以上的孩子

如何烹调更有效：有些孩子不喜欢香菇的味道，妈妈可以将香菇用热水焯烫一下，这样既可以去除香菇的异味，还能减少烹调时间，避免更多的营养成分被破坏。

香菇

提高身体免疫力，调理感冒

香菇中含有一种蘑菇核糖核酸，能刺激人体产生和释放干扰素，这种干扰素可消灭人体内的病毒，加强人体对流感病毒的抵抗力。而且香菇中的香菇嘌呤有较强的抗病毒能力，经常食用可以提高身体免疫力，调理感冒。

香菇鸡汤

材料： 香菇 3 朵，鸡肉 20 克，盐适量。

做法： 鸡肉洗净，切块，香菇洗净，切块。锅内放入适量水，放入鸡肉块和香菇块，煮开后小火煮 20 分钟即可。

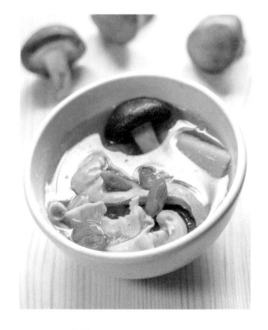

温馨提醒：香菇可以烧、炒等方式烹调，也可以煮、炖的方式做成汤菜，但香菇煮汤对缓解感冒初期的咳嗽、发烧等效果更好。小一点的孩子只喝香菇鸡汤即可，量根据孩子的具体情况来决定。大一点的孩子可以连鸡块、香菇块和汤一起食用。

此外，如果家长还想给孩子补充点能量，可以试试香菇鸡肉粥。

香菇
健胃益气

+

大米
健脾养胃、
止渴除烦

+

鸡肉
滋阴清热、补肝
益肾、健脾止泻

这样做　孩子不感冒　不发烧

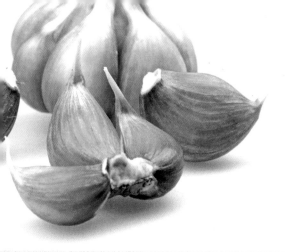

功效：温中健胃，消食理气。

适合年龄：1岁以上的孩子

如何烹调更有效：大蒜味道刺鼻，很多孩子不喜欢，此时可以用剥皮的大蒜来煮汤，多煮一会儿刺鼻味会减少一些，也容易被孩子接受，且营养损失少。

大蒜

缓解风寒感冒

风寒感冒是受到风寒所致，孩子体内寒气比较重，会出现畏寒、怕冷、咳嗽、流鼻涕等症状，而大蒜性辛热，可驱寒，对缓解风寒感冒效果不错。

蒸大蒜水

材料： 大蒜2~3瓣。

做法： 取大蒜2~3瓣，拍碎，放入碗中，加入半碗水，把碗加盖放入蒸锅，大火烧开后改用小火蒸15分钟即可。当碗里的蒜水温热时喂给孩子喝，大蒜可以不吃。一般一天2~3次，一次小半碗。

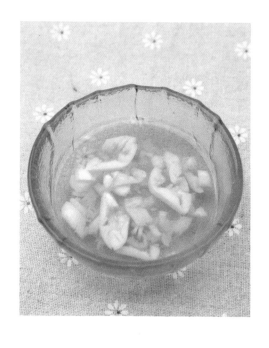

温馨提醒：蒸大蒜水可缓解风寒感冒，但风热感冒千万不能服用，否则会加重病情。大蒜口感有些辛辣，建议给1岁以上的孩子服用，若还是无法接受可以加点冰糖等调一下口味。

如果孩子实在无法接受大蒜水的口感，可以用蒜蓉熏熏鼻子。具体方法：将大蒜瓣去皮后捣成糊状，放入一个空药瓶内，把瓶口对准孩子的鼻子，尽量让孩子吸入大蒜辛辣的味道，可视病情每天闻4~5次，对缓解风寒感冒效果不错。

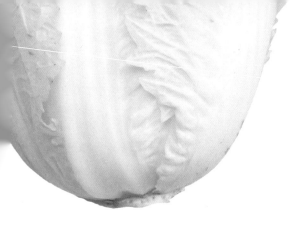

功效：利小便，消炎肿。

适合年龄：6个月以上的孩子

如何烹调更有效：白菜根尽可能先洗后切，避免用水浸泡，可切成小花状，以缩短烹调时间，减少白菜根中的维生素和矿物质的损失，还能引起孩子的吃的兴趣。

白菜根

调理风寒症状

白菜根性平，味甘，归胃、大肠经，具有消食下气、清热除烦的功效，所以对外感发热有调理作用。

白菜根水

材料： 白菜根100克。

做法： 白菜根洗净，淡盐水泡2分钟（去掉农药残留），切小花状，放入锅中，加适量清水煮沸，去掉白菜根块，将汁放温给孩子喝即可。

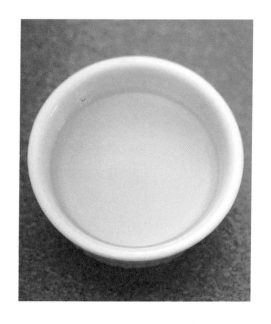

温馨提醒：白菜根煮水喝，纯天然无副作用，可用来代替白开水，孩子发烧期间每天都能喝，有一定的退烧效果；如果大一点的孩子挑嘴，嫌菜水没味道，可少量加点糖调味。

此外，如果孩子风寒感冒较严重，可以试试白菜根葱白水，调理效果更好。

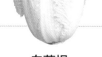

白菜根
清热除烦，消食下气

+

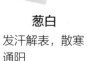

葱白
发汗解表，散寒通阳

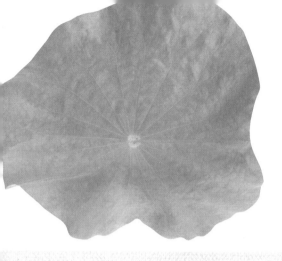

功效：清热解暑、升发清阳、凉血止血。

适合年龄：6个月以上的孩子

如何烹调更有效：鲜荷叶要慢慢加温煮沸，有利于其中营养成分的释放。

适宜夏天的风热感冒食用

荷叶

荷叶性平味苦，归肝、脾、胃经，具有清热解暑、升发清阳、凉血止血的功效。《滇南本草》："荷叶上清头目之风热。"《本草再新》也说："清凉解暑，止渴生津，解火热。"所以对缓解夏季的风热感冒有一定的效果。

荷叶粥

材料： 鲜荷叶1张，粳米30克。

做法： 将鲜荷叶洗净，切丝，粳米洗净。将荷叶丝放入锅中，加适量水煮沸，留汁去渣，放入粳米煮粥，每天给孩子吃1次，每次的量依孩子情况决定。

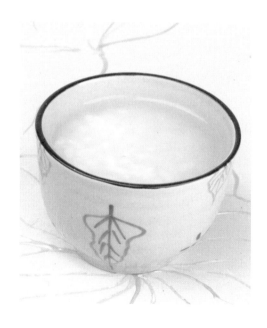

温馨提醒：这款粥主要对缓解孩子暑湿感冒、风热感冒有效，千万不能给风寒感冒的孩子食用，否则会加重病情。

　　此外，如果孩子风热感冒较严重，可以试试西瓜皮荷叶茶，对改善外感暑湿型感冒效果也不错。

荷叶
清热解暑、升发清阳、凉血止血

+

西瓜皮
解暑生津、利尿消肿、消除疲劳

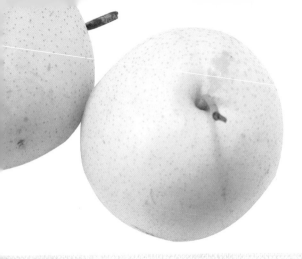

功效：生津润燥、清热化痰。

适合年龄：1岁以上的孩子

如何烹调更有效：食用雪梨时，最好连皮一起吃，因为皮中的膳食纤维丰富，有利于肠内热或火的排出，对缓解风热感冒效果更好。

雪梨

止咳化痰，对风热感冒有效

雪梨具有生津润燥、清热化痰的作用，但其性寒，只适合风热感冒引起的咳嗽、咽干口燥、咳嗽少痰等症状。如果是风寒感冒的话，孩子体内已经有了寒气，再食寒凉的雪梨等于雪上加霜，咳嗽不仅不会好转，还可能越吃越严重。

川贝冰糖雪梨

材料： 川贝粉2克，雪梨2个，枸杞5克，冰糖适量。

做法： 将雪梨洗净，去核切块和川贝粉、枸杞、冰糖一起放入锅中煮开，转小火煮3分钟，放温，雪梨肉和汤一起服用。

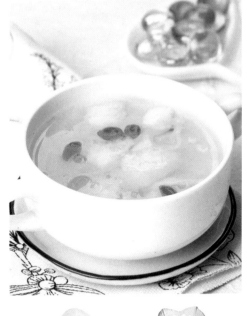

温馨提醒：梨有很多种，但辅助调理风热感冒引起的咳嗽要选择雪梨，其他鸭梨、皇冠梨等效果就不一样，而且洗净后不要削皮。川贝的量根据年龄不同而量不同，一般5岁以下是2克，成人是5克以上，建议用之前咨询医生。

此外，如果孩子不喜欢川贝的口感，可以直接做冰糖雪梨给孩子喝来缓解风热感冒引起的咳嗽。

雪梨
生津润燥，清热化痰

+

冰糖
养阴生津，润肺止咳

这样做 孩子不感冒 不发烧

药食两用的食材

芦根：散寒发热，对风寒感冒有益

芦根性寒，味甘，归肺、胃经，具有清热生津、除烦止渴、利二便的功效，常用于缓解感冒引起高热、口渴等症状。

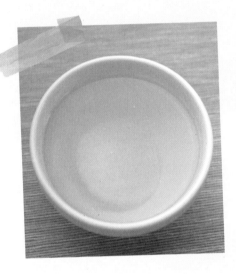

麦冬芦根水

材料： 麦冬、芦根各 20 克。

做法： 将麦冬、芦根洗净，放入锅中，加适量水，浸泡 30 分钟，然后用大火煮沸转小火煮 30 分钟，去渣留汁，放温给孩子服用，服用量根据孩子的情况调整。

温馨提醒：如果孩子不喜欢这个口感，可以放点糖。

葱白：
煮水，对风寒感冒有益

葱白是烹饪中常用的调料，也是一味中药。葱白性温味辛，归肺、胃经，具有发汗解表、散寒通阳的功效，对孩子外感风寒感冒引起的流鼻涕等有益。

葱白水

材料： 葱白 1 段（约中指长度）。

做法： 葱白切成 1 厘米小段放入锅中，加适量水煮沸，不时喂给孩子。

温馨提醒：如果孩子感觉辛辣的话，可以添加点冰糖。

薄荷：发散风热，缓解感冒引起的头痛

薄荷性凉，味辛，归肺、肝经，具有宣散风热的功效，对感冒引起的发热、头痛有奇效。

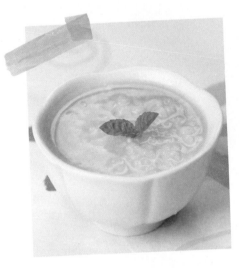

薄荷粥

材料： 鲜薄荷20克或干品15克，粳米50克。

做法： 鲜薄荷放入锅中，加适量水煮沸，留汁去渣。洗净粳米加适量水煮粥，待粥将熟时加入薄荷汁煮沸即可，加薄荷叶装饰。

温馨提醒：薄荷为疏散风热的药物，加粳米煮粥，既能促使出汗，又能养胃，如果不喜欢这个口感，可以加点冰糖调味。

金银花：清热解毒，缓解孩子风热感冒

金银花性寒味甘，归肺、心、胃经，具有清热解毒、疏散风热、抑菌、抗病毒、抗炎等多种功效，而金银花的疏热散邪作用，对外感风热感冒有一定的作用，所以风热感冒适合饮用。

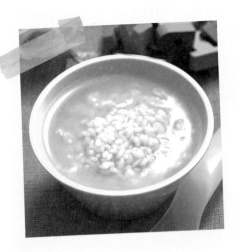

金银花粥

材料： 金银花25克，粳米50克。

做法： 金银花放入锅中，加适量水煮沸，留汁去渣。洗净粳米加适量水煮粥，待粥将熟加入金银花汁煮沸即可。

温馨提醒：切记此款粥不适合风寒感冒的孩子。

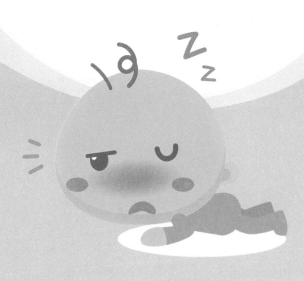

第 **7** 章

睡前捏一捏，
感冒发烧去无踪

孩子感冒发烧，
用手呵护孩子的健康

孩子是家庭中幸福的小天使，当孩子因感冒发烧而无精打采时，做家长的恨不得自己替孩子忍受病痛。如果孩子体温低于 38.5℃时，可以试试睡前给孩子捏一捏，既可以缓解孩子感冒发烧的症状，还能增强孩子的免疫力，加快身体的康复。

睡前捏一捏，准备要充分

室温要适宜

睡前给孩子捏一捏，一定要保持空气流通、环境舒适，温度最好控制在 20℃左右。如果揉捏孩子后背、腹部、四肢等可以脱掉上衣，只留内衣即可，以免揉捏过程孩子出汗，受凉加重感冒。

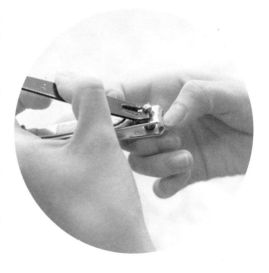

家长修剪指甲

为了避免划伤孩子皮肤，家长需要把指甲修剪得短且圆润一些。一般情况，孩子的经络是很通畅的，当生病尤其感冒发烧时会明显疼痛，但一般揉捏 1 周就会改善。

 儿科医生李爱科
贴心叮嘱

给孩子揉捏过程，也是爱的交流过程

天下的父母都为自己的孩子着想，但为什么很多孩子很不听话，觉得父母从来不关心自己呢？这是因为父母常碍于面子，习惯将爱藏在心里，只懂得默默付出，表面却显得很严厉，而孩子年龄还小，根本不懂得怎样去感受这种爱。而揉捏可以将父母的爱手把手传递给孩子，灌输到孩子的心灵深处。

这样做　孩子不感冒　不发烧

补肺经

【补肺气，抵抗流感病毒】

【调理作用】补肺经可以补益孩子肺气，增强免疫力，抵抗流感病毒。

【按摩手法】用拇指指腹从孩子无名指指尖向指根方向直推肺经100~300次。

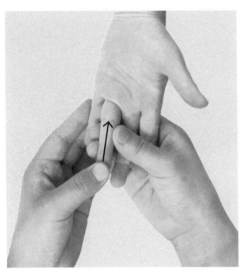

清肺经

【宣肺解表，抗感冒】

【调理作用】清肺经有宣肺解表、清泻肺热的功效。主治外感风热引起的感冒、咳黄痰、发热等。

【按摩手法】用拇指指腹从孩子无名指指根向指尖方向直推肺经100~300次。

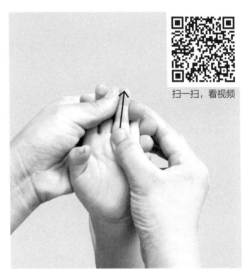

扫一扫，看视频

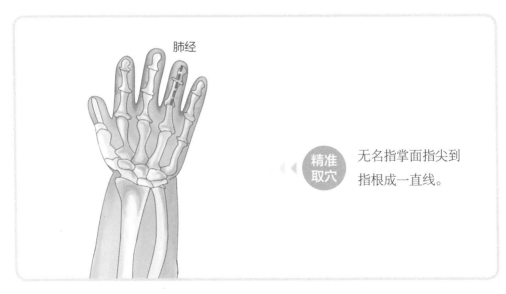

肺经

精准取穴 无名指掌面指尖到指根成一直线。

拿合谷

缓解外感发热

【调理作用】拿合谷有疏通经络、清热解表的功效，可以调理孩子外感发热、肺炎等症。

【按摩手法】用拇食二指相对用力（以孩子能承受为宜）拿捏孩子合谷穴 20 次。

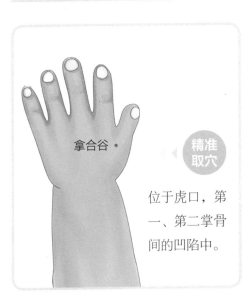

扫一扫，看视频

拿合谷 •

精准取穴

位于虎口，第一、第二掌骨间的凹陷中。

清肝经

五心烦热康复快

【调理作用】清肝经，可清肝泻火，缓解五心烦热，促进身体康复。

【按摩手法】用拇指指腹从孩子食指根向指尖直推肝经 100~300 次。

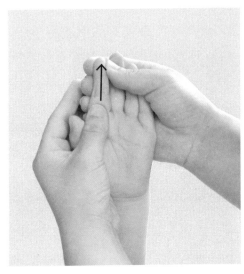

肝经

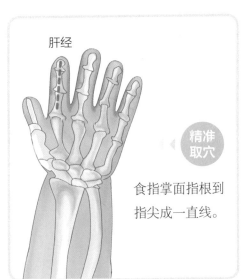

精准取穴

食指掌面指根到指尖成一直线。

揉小天心

清热镇惊

【调理作用】揉小天心有清热镇惊、安神明目的功效。可缓解孩子发热、烦躁不安、惊风等症状。

【按摩手法】用中指指腹揉孩子小天心50~150次。

按揉一窝风

祛风散寒

【调理作用】按揉一窝风可祛风散寒，对缓解风寒引起的感冒有益。

【按摩手法】用拇指端按揉一窝风50~100次。

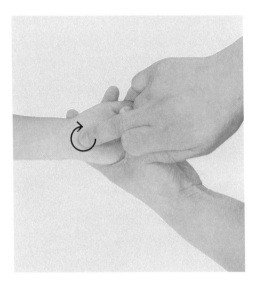

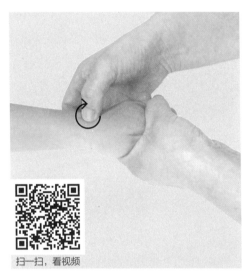

扫一扫，看视频

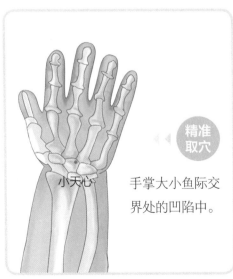

小天心

精准取穴

手掌大小鱼际交界处的凹陷中。

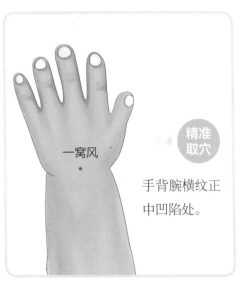

一窝风

精准取穴

手背腕横纹正中凹陷处。

睡前捏一捏，感冒发烧去无踪

163

运内八卦

【调理作用】运内八卦可以宽胸理气、止咳化痰、消食化积，可缓解因积食引起的发热。

【按摩手法】父母左手捏住孩子的食指、中指、无名指，用右手拇指指腹着力，顺时针方向运内八卦20~50次。还可逆时针方向按20~50次。

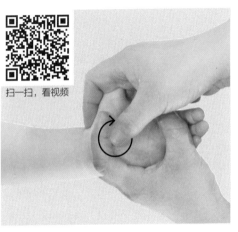

扫一扫，看视频

掐十宣

【调理作用】掐十宣具有清热、醒脑、开窍的作用，对缓解孩子高热有一定效果。

【按摩手法】将孩子双手拇、食、中、无名、小指各掐3~5次。

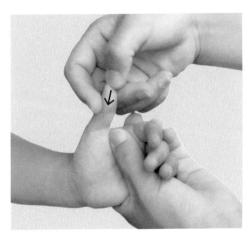

内八卦

精准取穴

手掌面，以掌心（劳宫）为圆心，以圆心至中指根横纹内2/3和外1/3交界点为半径画一圆，内八卦即在此圆上。

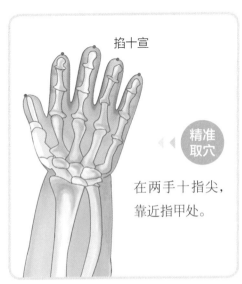

掐十宣

精准取穴

在两手十指尖，靠近指甲处。

掐揉四横纹

清热除烦

【调理作用】掐揉四横纹可退热除烦、健脾和胃、消食导滞。可缓解孩子感冒引起的烦躁，还可缓解积食引起的发热。

【按摩手法】用拇指指甲掐揉孩子四横纹5~10次。

清大肠经

清大肠实热，泄热通便

【调理作用】清大肠经可以帮助孩子清除大肠内实热，达到泄热通便的作用，对于缓解孩子发热有很好的调节作用。

【按摩手法】从孩子虎口直推向食指尖100~300次。

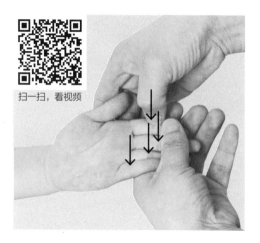

扫一扫，看视频

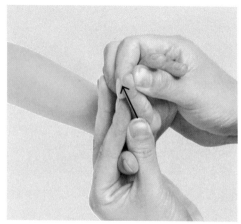

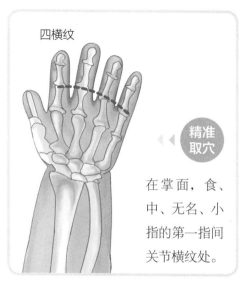

四横纹

精准取穴

在掌面，食、中、无名、小指的第一指间关节横纹处。

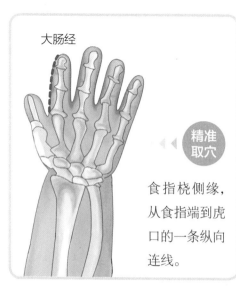

大肠经

精准取穴

食指桡侧缘，从食指端到虎口的一条纵向连线。

揉外劳宫

祛体寒的良方

【调理作用】按揉外劳宫可帮助孩子排出体内的寒湿之气，对于孩子感冒、肺炎等有很好的调理作用。

【按摩手法】用拇指端按揉孩子外劳宫20~50次。

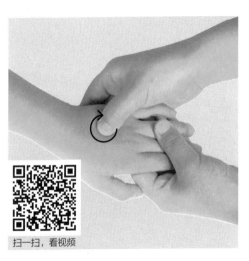

扫一扫，看视频

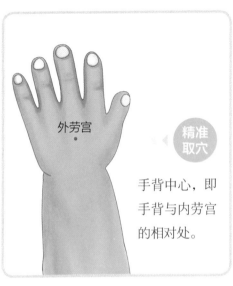

外劳宫

精准取穴

手背中心，即手背与内劳宫的相对处。

掐揉二扇门

发汗退热有特效

【调理作用】掐揉二扇门可发汗解表，退热平喘。对孩子身热无汗、惊风抽搐等有缓解作用。

【按摩手法】用拇指端掐揉二扇门50~100次。

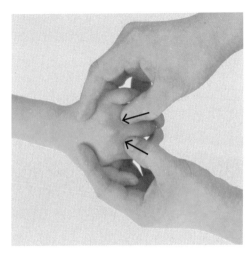

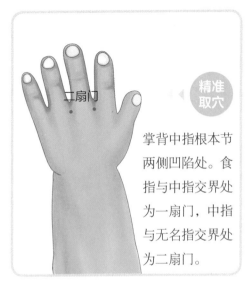

二扇门

精准取穴

掌背中指根本节两侧凹陷处。食指与中指交界处为一扇门，中指与无名指交界处为二扇门。

推三关

【缓解恶寒发烧】

【**调理作用**】推三关有补虚散寒的功效，主要用于孩子恶寒发烧、气血虚弱、肺炎等一切虚寒病证。

【**按摩手法**】用拇指或中间三指自孩子腕部推向肘部100次。

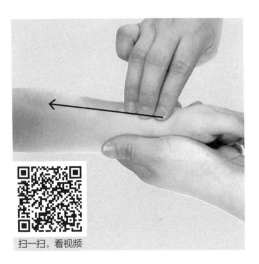

扫一扫，看视频

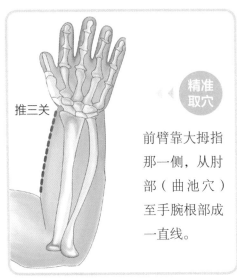

推三关

精准取穴

前臂靠大拇指那一侧，从肘部（曲池穴）至手腕根部成一直线。

退六腑

【清体内积热】

【**调理作用**】退六腑有清热、凉血、解毒的功效，可调理孩子体内热毒炽盛引起的咽喉肿痛、目赤、热痢等。

【**按摩手法**】用拇指指腹或食指、中指和无名指的指腹沿着孩子的前臂尺侧，从肘横纹处推向腕横纹处，操作100次。

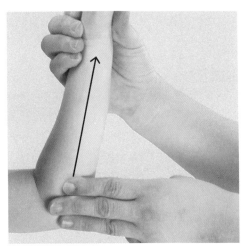

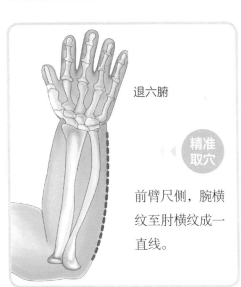

退六腑

精准取穴

前臂尺侧，腕横纹至肘横纹成一直线。

睡前捏一捏，感冒发烧去无踪

清天河水

〔清热泻火，除烦〕

【调理作用】清天河水可清热解表，泻火除烦。主治孩子外感发热、内热、潮热、烦躁、口渴、惊风等热性病证。

【按摩手法】用食中二指指腹自腕向肘推100～300次，叫清天河水。

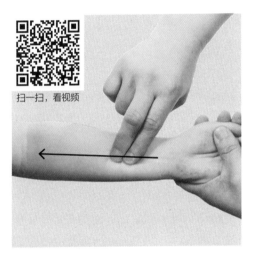

扫一扫，看视频

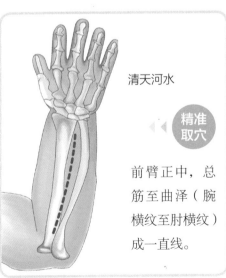

清天河水

精准取穴

前臂正中，总筋至曲泽（腕横纹至肘横纹）成一直线。

按揉列缺

〔发汗散寒〕

【调理作用】按揉列缺穴，可疏风通络、发汗散寒，对缓解孩子感冒有辅助作用。

【按摩手法】每天用拇指指腹按揉孩子列缺穴1～3分钟。

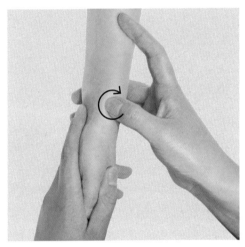

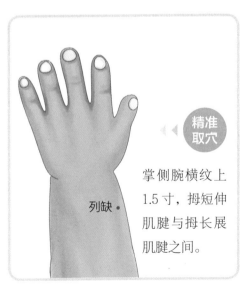

列缺

精准取穴

掌侧腕横纹上1.5寸，拇短伸肌腱与拇长展肌腱之间。

推坎宫

缓解外感发热头痛

【调理作用】推坎宫可发汗解表，开窍醒目。能缓解孩子头痛、感冒、发热、头晕等症。

【按摩手法】用两拇指指腹自眉头向眉梢分推坎宫 24 次，叫推坎宫，也叫分阴阳。

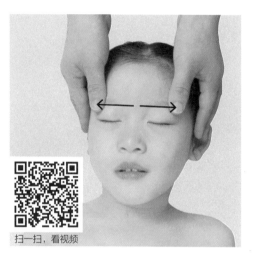

扫一扫，看视频

坎宫

精准取穴

从眉心沿眉毛两侧至眉梢的一条横线，左右对称排列。

掐揉印堂

外感发烧好得快

【调理作用】掐揉印堂可安神定惊、明目通窍，对孩子感冒、头痛、惊风、抽搐、鼻塞等有辅助作用。

【按摩手法】用拇指指甲掐印堂 3~5 次，叫掐印堂；用指端按揉印堂 10 次，叫揉按印堂。

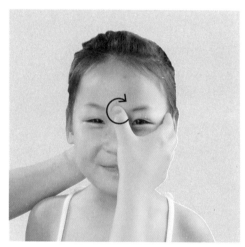

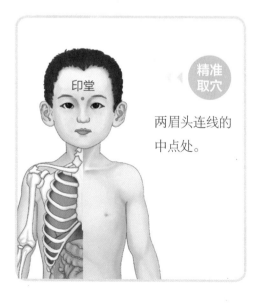

印堂

精准取穴

两眉头连线的中点处。

7

睡前捏一捏，感冒发烧去无踪

开天门

缓解孩子外感发热

【调理作用】开天门穴可提神醒脑、安神镇惊、祛风散邪，通鼻窍。对缓解孩子外感发热、头痛、惊风、精神不振、呕吐等效果不错。

【按摩手法】两拇指指腹从下向上交替直推天门30~50次，叫开天门。

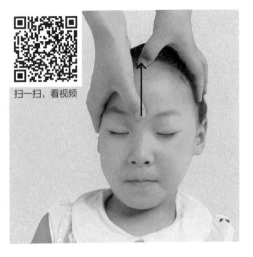

扫一扫，看视频

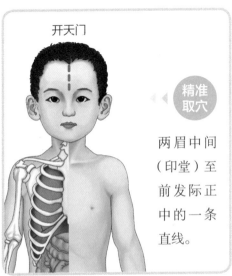

开天门

精准取穴

两眉中间（印堂）至前发际正中的一条直线。

揉耳后高骨穴

疏风除烦

【调理作用】揉耳后高骨，可以祛风解表，增强孩子免疫力，加快感冒康复。

【按摩手法】用中指揉耳后高骨下凹陷处50次。

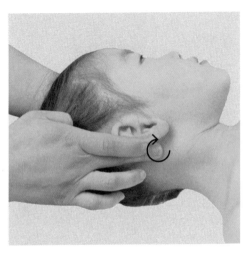

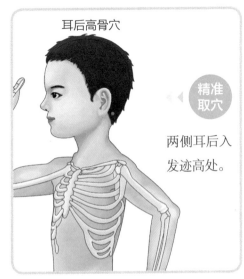

耳后高骨穴

精准取穴

两侧耳后入发迹高处。

这样做　孩子不感冒　不发烧

按揉风门

（宣肺止咳）

【调理作用】祛风散寒，宣肺止咳。主治孩子感冒、咳嗽、气喘等。

【按摩手法】用食指、中指按揉孩子风门穴 20～30 次。

按揉曲池

（解热退表、利咽）

【调理作用】有解表退热、利咽等作用。可调治孩子风热感冒、咽喉肿痛、咳喘等症。

【按摩手法】用拇指端按揉孩子曲池穴100 次。

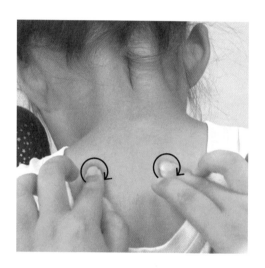

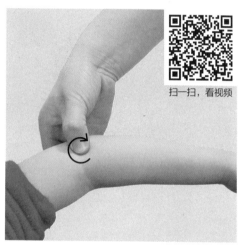

扫一扫，看视频

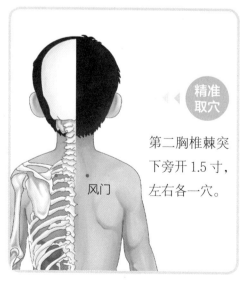

精准取穴

第二胸椎棘突下旁开 1.5 寸，左右各一穴。

风门

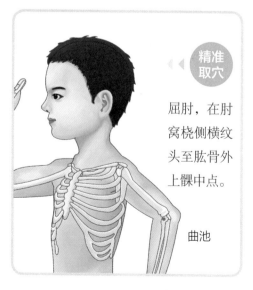

精准取穴

屈肘，在肘窝桡侧横纹头至肱骨外上髁中点。

曲池

睡前捏一捏，感冒发烧去无踪

揉太阳

缓解孩子头痛

【调理作用】揉太阳穴可缓解孩子感冒、头痛、惊风等症状。

【按摩手法】用拇指端向耳方向揉孩子太阳穴 50～100 次。

揉迎香

缓解鼻塞流鼻涕

【调理作用】揉迎香，可宣通鼻窍。用于感冒引起的鼻塞流涕、呼吸不畅等症。

【按摩手法】用两手食指分按两侧迎香穴，揉 20～30 次。

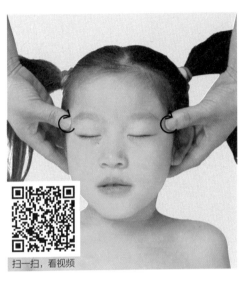

扫一扫，看视频

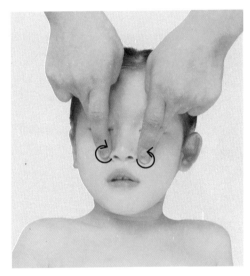

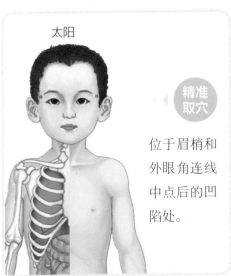

太阳

精准取穴

位于眉梢和外眼角连线中点后的凹陷处。

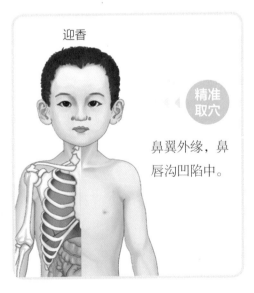

迎香

精准取穴

鼻翼外缘，鼻唇沟凹陷中。

这样做 孩子不感冒 不发烧

172

拿风池

（可缓解风寒感冒）

【调理作用】拿风池可以祛风解表。对孩子外感风寒引起的感冒、咳嗽有缓解作用。

【按摩手法】用拇指和食指相对用力拿捏孩子风池穴10~30次。

按揉肺俞

（缓解感冒引起的咳嗽）

【调理作用】按揉肺俞有补肺益气、止咳化痰的作用。可缓解孩子感冒、咳嗽、气喘、鼻塞等症状。

【按摩手法】用拇指指腹按揉孩子肺腧穴50~100次。

扫一扫，看视频

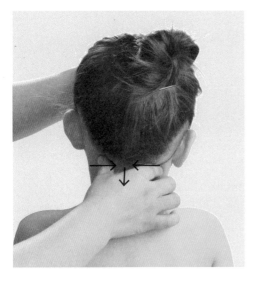

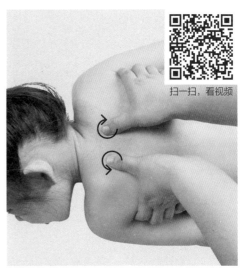

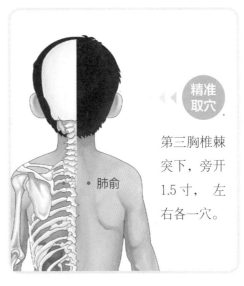

拿风池

精准取穴

枕外隆突下，胸锁乳突肌与斜方肌之间的凹陷中，左右各一穴。

肺俞

精准取穴

第三胸椎棘突下，旁开1.5寸，左右各一穴。

睡前捏一捏，感冒发烧去无踪

捏脊

对积食引起的发热有益

【调理作用】捏脊可清热解表，促进消化，强身健体。对积食引起的发热有缓解作用。

【按摩手法】用食中二指自下而上提捏孩子脊旁1.5寸处，叫捏脊。捏脊通常捏3~5遍，每捏三下将背脊皮肤提一下，称为捏三提一法。

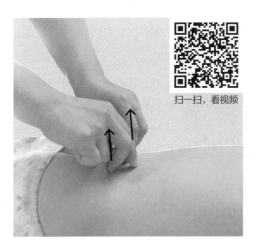

扫一扫，看视频

精准取穴

后背正中，整个脊柱，从长强至大椎成一直线。

注：高烧时也可用耳尖放血疗法。

按揉涌泉

退热除烦

【调理作用】按揉涌泉穴可健胃益肾、退热除烦，对缓解孩子感冒烦躁情绪、退热有很好的作用。

【按摩手法】用拇指指腹按揉孩子双侧涌泉穴50~100次。

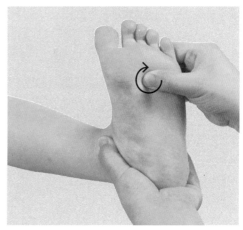

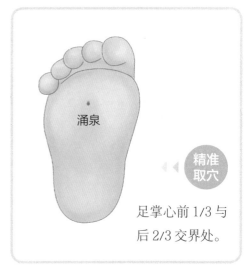

涌泉

精准取穴

足掌心前1/3与后2/3交界处。

这样做 孩子不感冒 不发烧

174

第**8**章

适当运动提升免疫力，
孩子不感冒、不发烧

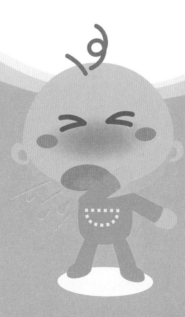

三翻六坐七滚八爬十二走，让孩子跟着婴幼儿的成长规律来锻炼

　　想必每个当妈的都听过"三翻六坐七滚八爬十二走"这句口耳相传的谚语，它也在不知不觉中成了孩子成长的一个衡量标准，所以，孩子跟着婴幼儿的成长规律来锻炼，有利于孩子健康成长，增强抵抗力，预防感冒、发烧的发生。

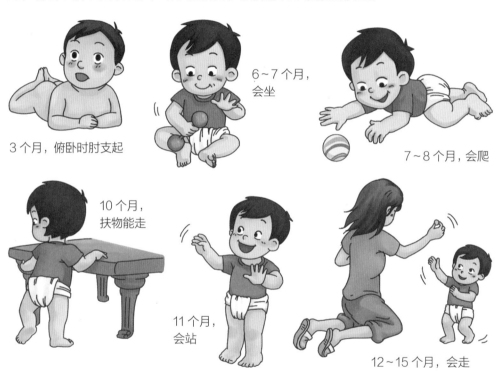

3 个月，俯卧时肘支起

6~7 个月，会坐

7~8 个月，会爬

10 个月，扶物能走

11 个月，会站

12~15 个月，会走

3 个月左右翻身练习

　　翻身是孩子的第一个移动手段，更为重要的是，孩子自出生后一直是仰卧的，只能看到上面的世界，当他趴着抬起头的时候，他能看到完全不同的另一幅新鲜画面。他能够用与大人一样的视线看这个世界，这样会让宝宝更积极地拓展自己的兴趣范围，有利于他各方面能力的发展。

　　正常发育的孩子大约在出生 3 个月后才能接受翻身训练。其发展的历程为仰卧翻为俯卧，再由俯卧翻为仰卧。

这样做　孩子不感冒　不发烧

1.孩子仰卧时脚向上扬，或总是抬起脚摇晃。因为孩子不能很好地转动腰，所以只能把脚摇来摇去想要翻动身体。此时，妈妈可以推一下孩子的屁股，给他一把力，让孩子体验翻过去的过程和乐趣。需要注意，如果孩子翻过去压住胳膊了，家长可帮忙把手拿出来，以后再慢慢锻炼孩子自己把胳膊拿出来。

2.如果孩子总喜欢向一侧躺着，妈妈可以轻轻拉着孩子的胳膊，往他侧身方向拉他，孩子会容易翻过去。

3.让孩子仰卧床上，妈妈轻握孩子的两条小腿，把右腿放在左腿上，让孩子的腰自然扭过去，肩也会转过去，多次练习有助于孩子学会翻身。

4.当孩子侧身躺着时，可以在身后叫他的名字，且用带声响的玩具逗引，促使孩子闻声寻找，顺势将身体转成仰卧姿势，等这一动作熟练后，妈妈可以将玩具放在孩子身边，且逗引孩子抓取，这样孩子可能在抓玩具时就翻回侧卧姿势，也有利于学会翻身。

温馨提醒

- 孩子开始练习翻身时，时间不易太长，要慢慢增加。
- 孩子刚吃完奶或身体不舒服时不要练习。
- 翻身练习可能会导致孩子掉下床，所以家长要做好防护措施，避免孩子在享受翻身乐趣时，发生危险。

6 个月左右起坐练习

孩子到了 6 个月时，颈部、背部、腰部已逐渐有力，因此从翻身到坐起是连贯动作的自然发展。一般来说，孩子先会靠着呈半躺坐姿势，然后身体慢慢向前倾，会以双手在身体两侧辅助支撑。如果孩子坐稳了，说明其骨骼、神经系统、肌肉协调能力等发育逐渐成熟。

坐起训练

1.4 个月时孩子练习拉坐，仰卧于床上，妈妈握住孩子的双手腕，慢慢从平卧拉到坐位，然后放下，可以多做几次。

2.5 个月练习靠坐，孩子可以靠在沙发背或父母胸前坐，也可以在床上用枕头垫住背部或两侧进行训练。此时，孩子已经能挺直腰背，可慢慢离开依靠物，脱空片刻。

3.6 个月时可在孩子面前摆放玩具，让他自由抓取，此时，孩子可以不依靠任何物，坐得很稳。

温馨提醒

- 开始练习每次几分钟，逐渐根据孩子适应能力延长时间。
- 家长可以将孩子坐的空间加上护栏，且放置玩具吸引孩子坐起来的兴趣。

7~9个月滚动及爬行练习

如果孩子学会爬行，首先，四肢的运动功能和全身的协调能力会得到充分的发展。其次，孩子可以扩大视野，对外界事物接触更多，有利于促进感知觉的发育，也有利于大脑的发育。

孩子7~9个月时，只要稍加训练就会滚、爬了。孩子可能蠕动着爬、匍匐爬、横着爬、倒着爬，等熟练之后，才会用膝盖、手膝爬。

爬的训练

1.当孩子俯卧时，可在他前面40厘米放一个新奇的玩具，他需要用一点身体移动的力量才能拿到，家长可以用语言鼓励他拿，如果他通过用身体移动拿到玩具，可以把玩具给他，让他玩耍，他会感到有成就感。

2.可以把玩具再放远一点，鼓励孩子去取。如果孩子不会向前，家长可以用手掌推动孩子的双脚帮助他向前爬，当孩子接近玩具时，会更有兴趣往前爬。

3.妈妈可以在垫子上加枕头等障碍物，增加孩子爬行的难度，当然，这难度可能也是孩子的一个兴趣点。

温馨提醒

- 如果孩子就是不往前爬，不要批评孩子，可以等等再练习。
- 给孩子制造爬行的空间，如垫子、大床等。
- 孩子爬行的范围要定期清理，以免给孩子造成危险。

10~12个月学会走路

孩子的蹒跚学步将是迈向独立的关键一步。某天，孩子靠着沙发站起，犹犹豫豫地朝着你摇摇晃晃地走过去，从此，孩子开始走向更为广阔的天地。

孩子先学会翻身、坐、爬，大概10个月左右才能扶着东西站立，这些动作都是在发展身体的整体协调性和肌肉力量。大多数孩子在12个月左右迈出人生第一步。

走的训练

1.孩子5个月时，妈妈扶着他在大腿上蹦一蹦，此后，他喜欢上这样蹦，这个动作和翻身、坐起、爬行一起不断加强腿部肌肉力量。

2.到10个月左右，孩子可能会扶着家具站起来，但要注意孩子扶着家具的稳定性。

3.当孩子掌握了扶着家具站立后，可以鼓励孩子从一个家具向另一个家具移动的能力。

4.家长双手扶着孩子，让他蹲下捡掉落地上的一件玩具，这个动作需要孩子弯曲膝盖，所以妈妈要保护好孩子，避免他摔倒。

温馨提醒

- 不建议使用学步车，因为会影响孩子大腿部肌肉的正常发育。
- 家长不要固定在一个地方，要多运动，也给孩子一个锻炼的机会。

这样做 孩子不感冒 不发烧

亲子瑜伽，
既亲密关系也锻炼身体

亲子瑜伽是一种近年流行起来的时尚母子瑜伽，非常适合大人和孩子一起练习。在舒缓、轻柔、优美的音乐声中及轻松愉悦的氛围中一起练习瑜伽，既可以促进母子亲情交流，又能锻炼孩子的身体，提高孩子的抵抗力，有利于预防孩子感冒、发烧。

亲子瑜伽注意事项

1.练习亲子瑜伽时，地面除软地毯外，还应使用瑜伽垫，保证孩子的安全。

2.瑜伽宜空腹练习，妈妈应该在练习前 3~4 小时进食，如有些饿，可在练习前 2 小时吃些流食或水果，练习完 40 分钟方可再进食。而孩子应进食 30 分钟后练习，练习后 30 分钟进食。

3.以下孩子不宜练习亲子瑜伽：

（1）生病期间的孩子。

（2）颈部发育不完全的孩子。

4.年龄不同，亲子瑜伽练习的强度和时间也有所不同，以 20 分钟为宜。

亲子瑜伽的准备工作

亲子瑜伽并不是简单的和孩子做几个瑜伽动作而已，在音乐、地点、时间的选择上应下足工夫，在动作、呼吸、饮食上要认真对待。

时间	可以选择清晨、傍晚、游戏中……只要和孩子商量好，孩子开心就行。
地点	可以选择通风的房间、草坪、沙滩……只要孩子能安静下来且放松的环境就行。
音乐	可以选择儿歌、钢琴、提琴、扬琴……只要孩子喜欢就行，这能激发他的兴趣，愉悦他的心情。
动作	孩子处于骨骼发育期，所以任何动作不必勉强，孩子喜欢模仿且能够做到的姿势，不必太在意是否标准，要让孩子处于一个游戏的自然状态。

亲子瑜伽分阶段练习

亲子瑜伽一：静坐式

适合年龄：3 岁以下的孩子

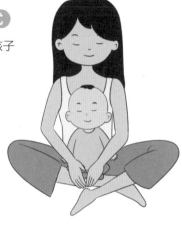

1 妈妈双腿简易盘坐。

2 孩子也双腿简易盘坐，且靠坐在妈妈的胸腹处。

温馨提醒： 妈妈和孩子安静调息，感受彼此的呼吸，能达到一致更好哦！

亲子瑜伽二：婴儿式

适合年龄：3 岁以下的孩子

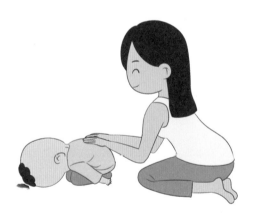

1 孩子跪坐，臀部坐在脚跟上，转头面颊贴地。

2 妈妈跪坐在孩子臀后，用手沿脊柱从上到下，再从下到上抚摸 2~3 遍。

温馨提醒： 这样反复做，可以放松孩子的脊神经，疏通背部的膀胱经，促进孩子的发育，避免孩子上火。

亲子瑜伽三：蹬自行车式

适合年龄：3 岁以下的孩子

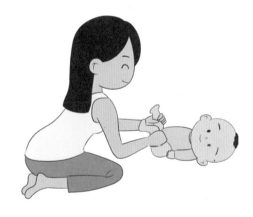

1 孩子仰卧，双脚离地，膝盖弯曲，小腿平行地面。

2 妈妈握住宝宝脚踝，帮助双腿做蹬自行车状。再反向练习。

温馨提醒： 此动作可强化宝宝腿部肌肉，锻炼肠胃消化功能。注意速度不要太快，要在孩子能承受的范围内。

适合年龄：3岁以下的孩子

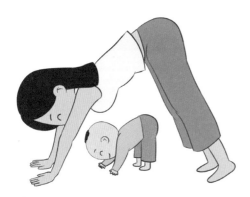

1 孩子身体呈猫跪立式，吸气时提起身体，呼气让脚跟落地。
2 妈妈不用身体呈猫跪立，四肢支撑地面，把膝关节伸直，呼气脚跟落地。

温馨提醒： 四肢均匀受力，血液和能量会流向全身，可减少心脏负荷，防止孩子器官功能紊乱。

适合年龄：3岁以下的孩子

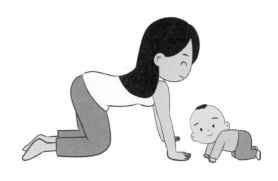

1 妈妈和孩子采取猫跪立式，吸气，翘臀，塌腰，抬头看上方。
2 呼气，弓背，含胸，收腹。一次呼吸做一组，练12组。

温馨提醒： 可强健宝宝的脊柱发育，按摩内脏。两个人还可以模拟小猫向前、向后爬，可提高孩子专注力。

适合年龄：3岁以下的孩子

1 妈妈和孩子俯卧在垫子上，双手肘支撑在胸前地面上。
2 轻轻托起下颚，看向上方天花板，保持时间以感到舒适为宜。

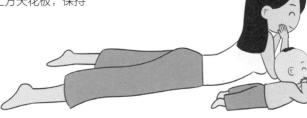

温馨提醒： 可美化腹部线条，提高孩子注意集中能力。

亲子瑜伽七：树式

适合年龄：3 岁以上的孩子

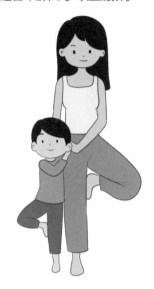

1 妈妈和孩子手牵手，各抬起一只脚。

2 将抬起的那只脚搭在另一条腿的大腿内侧，左右脚交替此动作。

温馨提醒：此动作可训练孩子身体的平衡能力。

亲子瑜伽八：平展式

适合年龄：3 岁以上的孩子

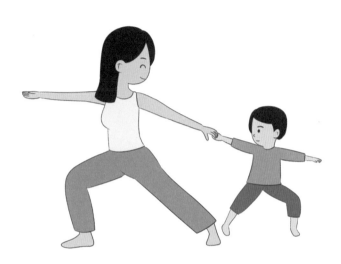

1 妈妈和孩子分开双腿，屈膝，脊柱正直，吸气时伸展手臂，伸展胸廓和脊柱，眼睛看指尖方向。

2 呼气时，收紧腰、腹、臀、腿肌肉，慢慢将大腿与地面平行。

温馨提醒：此动作可训练孩子身体的平衡能力，提高孩子的注意力和稳定性。

亲子瑜伽九：站立前屈式

适合年龄：3 岁以上的孩子

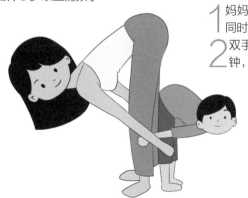

1 妈妈与孩子背对背站立吸气时，两人同时前弯，双腿尽量伸直。

2 双手互抱对方小腿，停留 10～20 秒钟，慢慢还原，调整呼吸。

温馨提醒：此动作可修长腿部线条，促进血液循环，还有助于提高孩子的记忆力。

这样做　孩子不感冒　不发烧

适度的寒冷训练，
激发孩子的神经及免疫系统

冬天到了，有些家长总是担心孩子冻坏了，给孩子裹得严严实实，结果孩子却经常感冒、发烧。其实，如果家长平时能经常坚持让孩子进行耐寒锻炼，可使孩子体内慢慢产生抗寒能力，自然感冒的发生概率也会慢慢减少。

所以耐寒锻炼，是指利用气温与体表温度间的差异作为刺激因子来锻炼身体，提高身体对气温变化的适应能力，增强抵抗力。

耐寒锻炼注意事项

1. 每个孩子体质不一样，因此在给孩子进行耐寒训练时，一定要根据孩子身体的实际情况，选择合适的方法，并适可而止。像有哮喘、先天性心脏病和体质较弱、严重营养不良的孩子，就不适宜进行耐寒训练，以免诱发和加重疾病，导致意外发生。

2. 不管孩子采取何种方法进行耐寒锻炼，都以孩子不出现皮肤苍白或起鸡皮疙瘩等状况为度。

3. 虽然孩子进行耐寒锻炼，但基本的防冻用具不能少。因为孩子皮肤娇嫩，尤其注意是否出现冻伤，还要准备好润肤霜等防止孩子皮肤干裂脱皮。

4. 对于进行户外耐寒训练的孩子，家长要注意保护孩子的关节部位，可以给孩子穿上护膝、戴上手套，做完热身运动再进行耐寒训练。因为人的肌肉和韧带在气温较低的情况下会反射性地引起血管收缩，神经系统对肌肉的指挥能力也有所下降，如果在锻炼前没有做好充分的热身准备，很容易引起关节韧带和肌肉拉伤。

5. 孩子运动出汗后，千万不要给孩子脱衣服，否则热汗在冷风的吹拂下会迅速带走孩子的体温，往往导致孩子感冒。家长应该给孩子擦擦汗，等汗消下去，及时给孩子更换干燥、清洁的衣服，以免孩子感冒。

6. 锻炼过程中如出现身体不适的症状，可休息几日，等到痊愈后再进行锻炼

7. 家长一定给要根据孩子的具体情况，坚持适度的原则，千万不能操之过急。记住，我们的目的是让孩子拥有一个健康的身体，而不是挑战人体抗寒极限。

耐寒锻炼"三步走"

虽说耐寒锻炼很好,但爸爸妈妈也不要操之过急,千万不要用力过猛,否则会伤害孩子的健康。我们可以从简单的小事做起,下面介绍耐寒锻炼"三步走",既可以起到耐寒锻炼的作用,还可以让孩子轻松适应。

第一步	少穿一件衣服	给孩子穿得太多是造成孩子不能适应寒冷的重要原因,所以,最简单的耐寒锻炼就是让孩子少穿一件衣服
第二步	每天进行户外活动	户外活动既可以让孩子晒到太阳、呼吸新鲜的空气,还可以满足孩子的好奇心,去探索未知的世界。每天带孩子去外面跑一跑、跳一跳,不仅锻炼孩子的身体,而且也是一种耐寒锻炼
第三步	初秋开始坚持冷水洗手、洗脸	冷水洗手、洗脸看起来非常容易,但能长期坚持下来是不容易的。孩子可以直接用家里水龙头的冷水洗手、洗脸,随着气温的逐渐降低,孩子也会慢慢适应

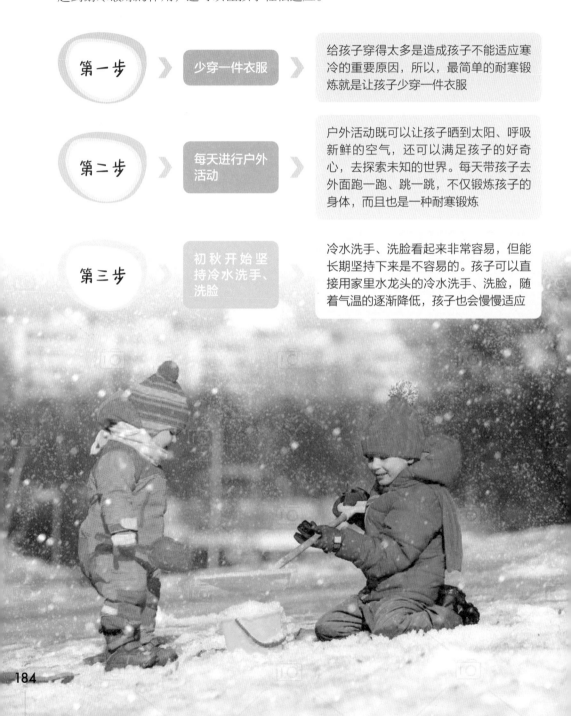

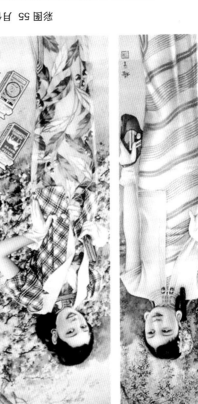

彩图 56　月份牌所绘各式旗袍服装

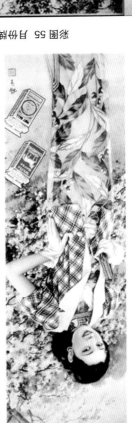

彩图 55　月份牌所绘各中西式混合服装

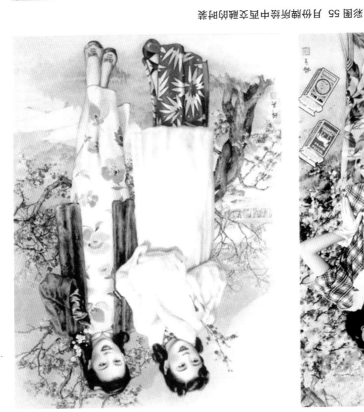

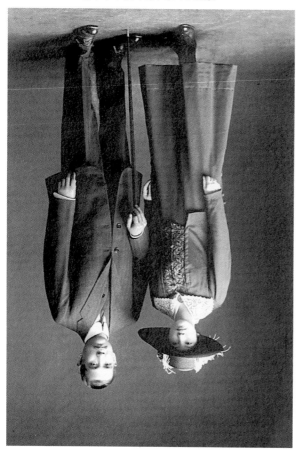

彩图 54　米尤斯与勃中山父亲

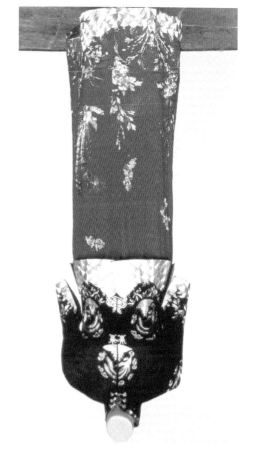

彩图 53　某世纪女儿所穿的各种短襦

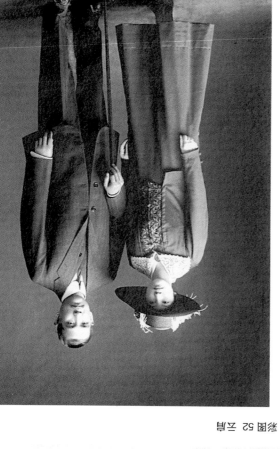

彩图 52　女衫

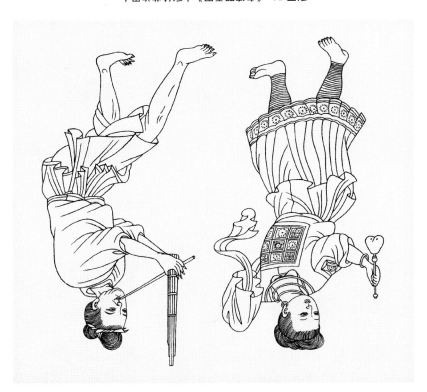

插图 51 《有清职贡图》中藏族供养雕刻女

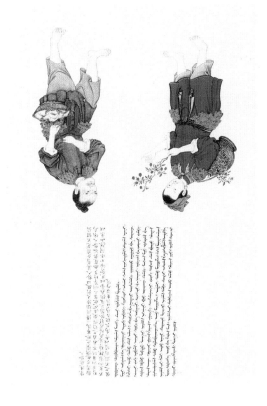

插图 50 化缘僧（来自青海塔尔寺刻印本《蒙古民族图系》）

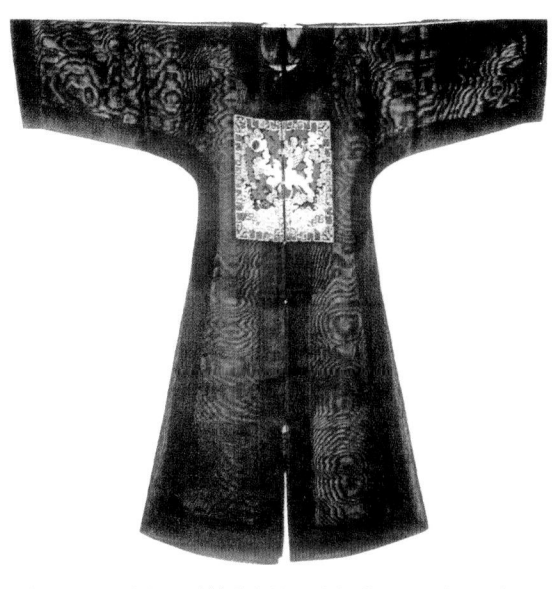

彩图 48 文官补服（传世实物，采自《中国历代服饰》）

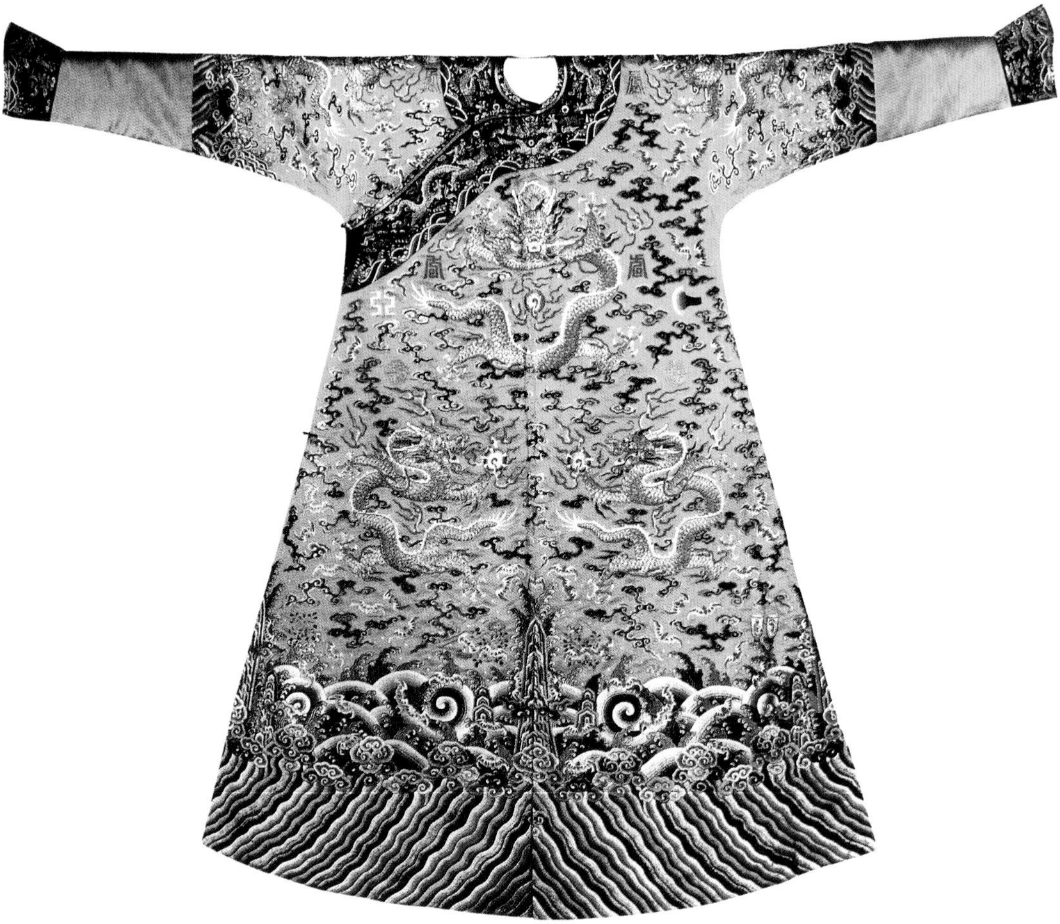

彩图 49 清 乾隆皇帝龙袍（吉服）

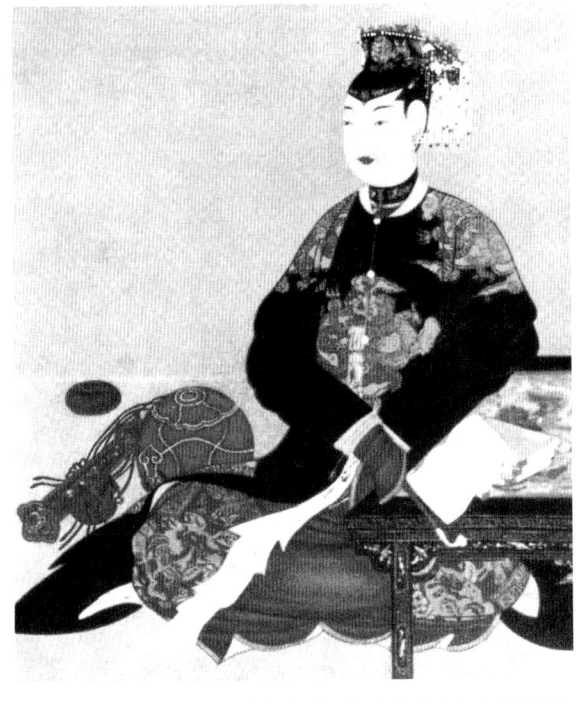

彩图 44 孔子67代衍圣公夫人张氏画像（穿八团花卉吉服袍）

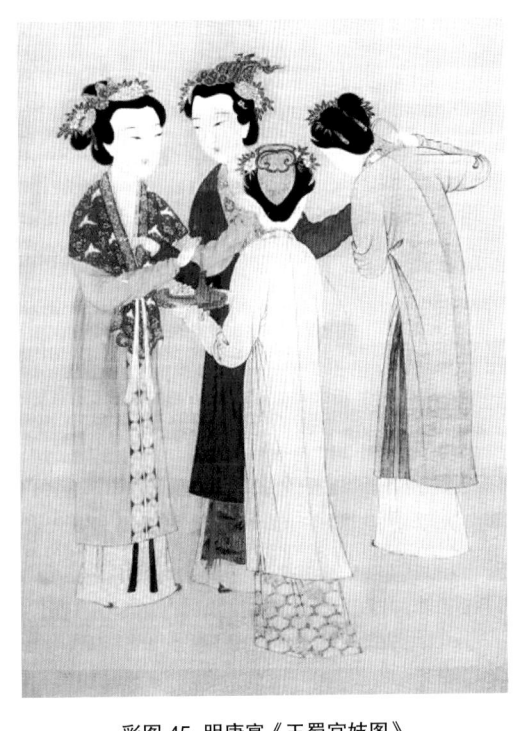

彩图 45 明唐宴《王蜀宫妓图》

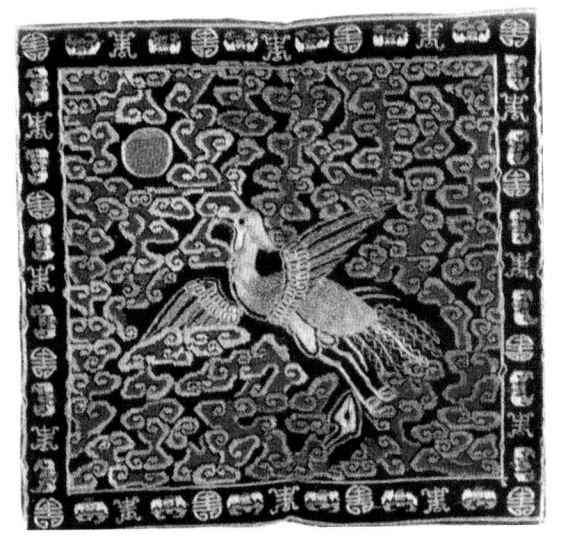

彩图 46 文一品补子（采自《龙袍》）

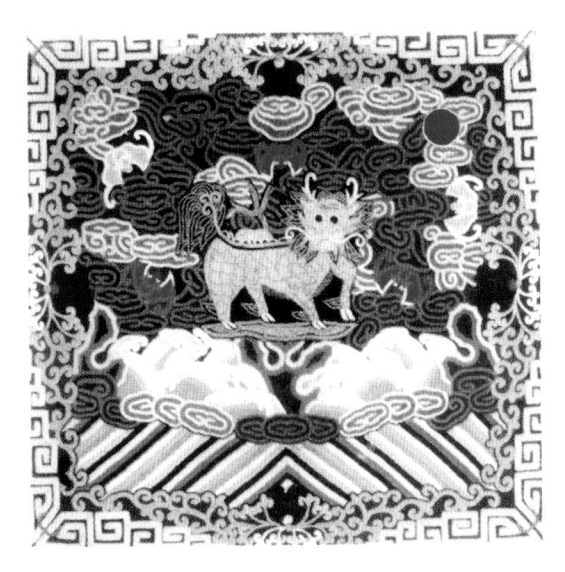

彩图 47 武一品补子（采自《龙袍》）

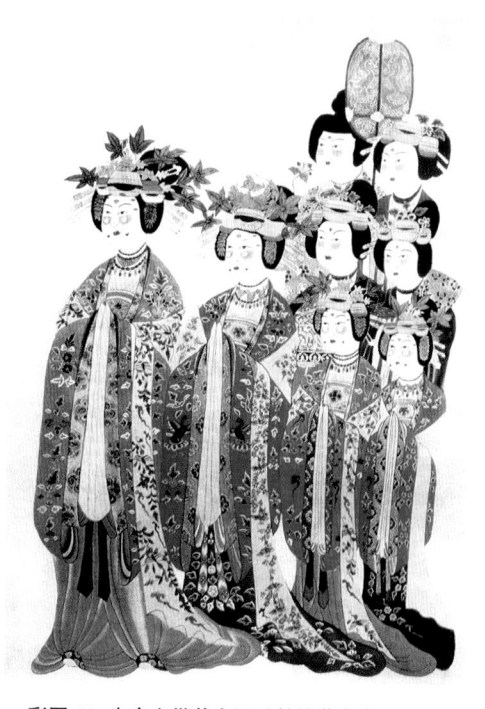

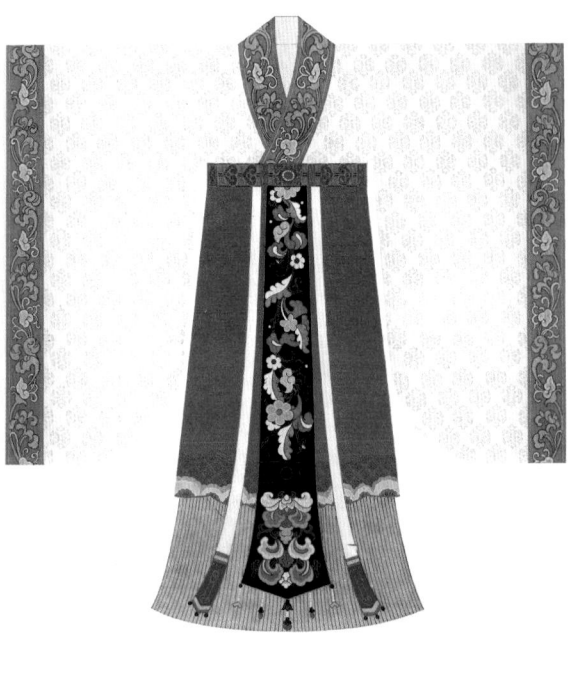

彩图 40 南唐女供养人图（敦煌莫高窟壁画）

彩图 41 宋大袖罗衫长裙展示图（据永乐宫壁画复原绘制，
选自《中国历代服饰》）

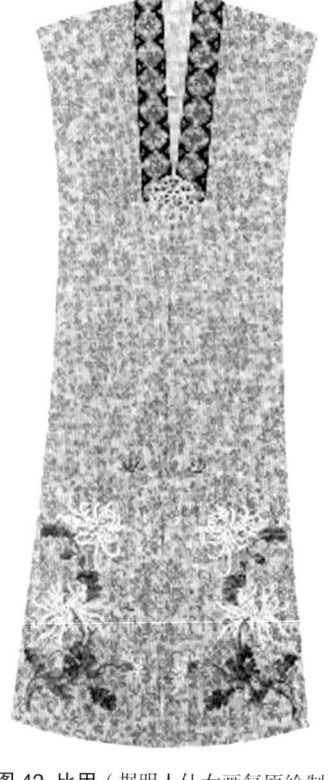

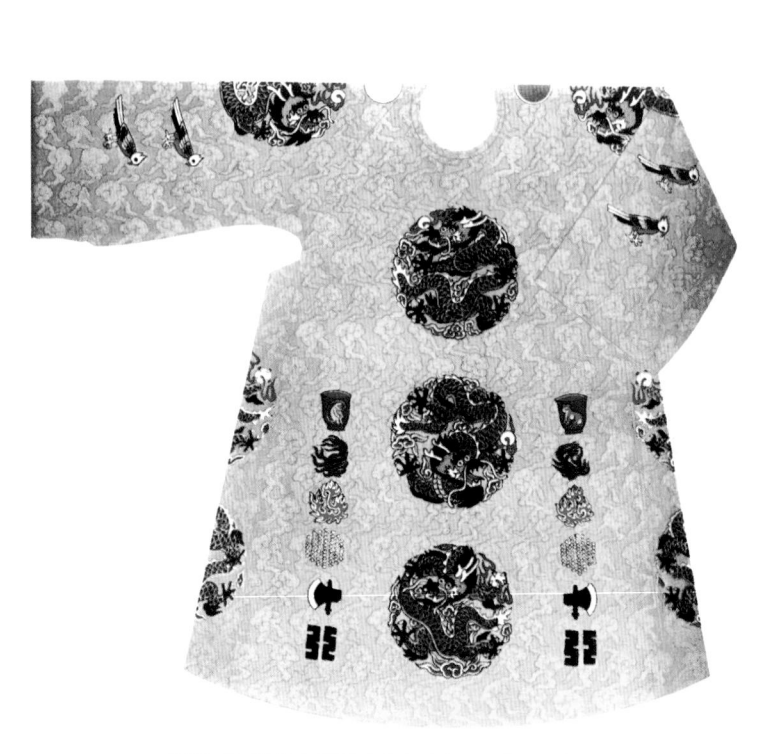

彩图 42 比甲（据明人仕女画复原绘制，
采自《中国历代服饰》）

彩图 43 明皇帝常服（采自《中国历代服饰》）